神经自身免疫病
健康管理手册

SHENJING ZISHEN MIANYIBING

JIANKANG GUANLI SHOUCE

李慧娟　樊　萍　主编

U0386053

中山大学出版社
SUN YAT-SEN UNIVERSITY PRESS

·广州·

图书在版编目（CIP）数据

神经自身免疫病健康管理手册/李慧娟，樊萍主编. —广州：中山大学出版社，2023.9
ISBN 978 – 7 – 306 – 07817 – 9

Ⅰ.①神…　Ⅱ.①李…②樊…　Ⅲ.①神经系统疾病—免疫性疾病—诊疗—手册　Ⅳ.①R741 – 62

中国国家版本馆 CIP 数据核字（2023）第 100341 号

出　版　人：王天琪
策划编辑：鲁佳慧
责任编辑：鲁佳慧　吴茜雅
封面设计：曾　婷
责任校对：麦颖晖
责任技编：靳晓虹
出版发行：中山大学出版社
电　　话：编辑部 020 – 84110283，84113349，84111997，84110779，84110776
　　　　　发行部 020 – 84111998，84111981，84111160
地　　址：广州市新港西路 135 号
邮　　编：510275　　传　　真：020 – 84036565
网　　址：http：//www. zsup. com. cn　E-mail：zdcbs@ mail. sysu. edu. cn
印　刷　者：广州市友盛彩印有限公司
规　　格：787mm×1092mm　1/16　9.625 印张　127 千字
版次印次：2023 年 9 月第 1 版　2023 年 9 月第 1 次印刷
定　　价：48.00 元

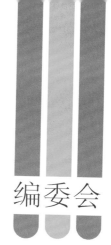

编委会

主　　审：陆正齐

主　　编：李慧娟　樊　萍

副 主 编：邱　伟　阮恒芳

参编人员（按姓氏拼音排名）：

常艳宇　贾佳欣　李春兰　廖海芬

刘　萍　沈利平　舒崖清　王玉鸽

谢晓梅　张丽媛　钟晓南

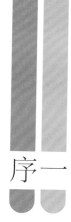

序一

　　神经自身免疫病，即神经系统自身免疫性疾病，包括临床上常见的多发性硬化、视神经脊髓炎谱系疾病、自身免疫性脑炎等。虽然疾病种类不同，受损神经所在部位不同，表现出来的症状也各有不同，但这类疾病的临床治疗大多以免疫治疗为主，对疾病的长期管理也存在诸多共通之处。因此，本书将神经自身免疫病作为一个大类，综合介绍此类疾病的健康管理。

　　神经自身免疫病是由免疫介导的神经系统损伤，虽然疾病损伤在大脑、脊髓和视神经，但临床治疗需要从根本着手，以全身免疫的调节作为切入点。在人体免疫系统的功能发挥及调节中，不得不提到一个概念——脑肠轴。脑肠轴是肠神经系统与中枢神经系统之间的双向信息交流通路，人体通过此通路将大脑认知、情感中枢与肠道功能联系起来。大家可能会有疑问，大脑和肠道不在一处，怎么互相交流呢？脑肠轴就是它们之间进行信息交流的"通讯网络"，包括中枢神经系统、自主神经系统、肠神经系统、神经内分泌系统和免疫系统等。这个"通讯网络"将大脑和肠道紧密联系起来，使它们之间相互作用。例如，大家可能有过这样的体验，如果前一天晚上睡眠不好，会影响第二天早上的食欲；而长期睡不好的人，大多存在消化不良、便秘等问题；长期便秘又可能出现记忆力下降等。所以我们说肚子里有个"第二大脑"。

关于"脑肠对话"的探讨，其实并不是一个新鲜话题。东汉时期张仲景的《伤寒论》提到"阳明病，其人多汗，以津液外出，胃中燥，大便必硬，硬则谵语"，就论述了胃肠道的疾病会导致神志的异常变化。中山大学附属第三医院神经内科前期针对视神经脊髓炎谱系疾病的研究结果显示，患者肠道中的链球菌（致病菌）数量较健康人群的明显增加，而补充益生菌、纤维素可以使患者损伤病灶得到明显好转，这就是肠道与大脑交流作用的结果。

在神经自身免疫病的治疗中，脑肠轴扮演着重要的角色。健康的肠道塑造健康的大脑。我们吃的食物（如大米、粥、肉等）都会在肠道留下痕迹。那么，饮食结构中的碳水化合物、脂肪、蛋白质、纤维素等，应如何搭配才能"吃"出健康的大脑呢？除了饮食之外，肠道健康还受到睡眠、运动、情绪等诸多因素的影响，这又该如何去调节呢？这些都是患神经自身免疫病的病友需要关注的问题。

神经自身免疫病除急性期须住院治疗外，恢复期大多通过门诊随诊，因此居家的自我健康管理尤为重要。我们在临床中发现大部分的病友甚至非神经专科的医务人员，对神经自身免疫病均缺乏系统的了解，存在许多认知误区。中山大学附属第三医院神经内科临床医疗和护理团队经过20多年的临床实践和研究，积累了丰富的神经自身免疫病的治疗和管理经验，该团队将这些经验进行总结，同时查阅了大量国内外最新研究成果，编写了本书。

本书以疾病的病程为主线，从神经自身免疫病各个阶段可能面临的实际问题出发，以全新的视角，针对疾病的相关知识、治疗、护理、随访等方面，进行系统、科学的总结，以期为病友提供实用、有效、全面的帮助。希望通过本书的传阅，助力大家建立完善的自我健康管理体系，以最好的状态、最美的心情与疾病和谐相处，拥抱健康，拥抱未来。

广东省医学会神经病学分会主任委员

中山大学附属第三医院神经内科主任

陆正齐

2022 年 6 月

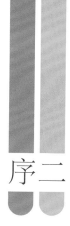

序二

　　《"十四五"国民健康规划》强调，要加强慢性病防控，建立正确的健康观，形成有利于健康的生活方式，全方位、全周期维护和保障人民健康。慢性病防控作为一项系统性工程，离不开医患双方的共同努力，从健康观念、健康知识、健康行为等方面进行全方位管理。在规范化诊疗的基础上推行疾病的自我健康管理，是贯彻落实全方位管理的主要途径。

　　自我健康管理是指通过自身的行为来保持与增进自身健康，监控和管理自身疾病的症状与征兆，减少疾病对社会功能、情感和人际关系的影响，并持之以恒治疗自身疾病的一种健康行为。自我健康管理概念起源于心理行为治疗领域，随后被引入慢性病患者的健康教育项目中，其目的不在于治愈疾病，而是通过自我健康管理措施的有效干预，使患者的健康状况、健康功能维持在一个满意的状态，让患者过上更为独立和健康的生活。

　　自我健康管理模式作为一种较好的社区保健服务模式，目前被广泛应用于高血压、糖尿病、癌性疼痛的控制及精神类疾病等慢性病领域。通过自我健康管理项目的开展，参与者的自我健康管理能力和健康状态均得到显著提高，这对提高慢性病患者的生活质量具有重要价值和意义。同时，在长期随访中发现，自我健康管理的干预也节省了医疗支出费用。自我健康管理因其"低水平、高覆盖"的特点带来了良好的成本效益，得到了政府和卫生组织越来越多的关注。目前，自我健康管理在多个国家和地区得到了大规模的推广运用。

神经自身免疫病作为一种慢性病，虽然其包含的疾病大多是罕见病，但相信正在阅读本书的你，对这个名字并不陌生。疾病可能带来各种各样的症状和问题，自我健康管理的目标就是让患者具备应对这些症状和解决问题的能力，包括对疾病症状的控制、治疗方案的遵循、躯体及心理不适的调整、社会角色的适应及生活行为方式的改变等；旨在通过有效的自我健康管理，患者能够进行自我身体状况的监测，同时通过改变自身对疾病的认知、行为和情感模式，最终获得满意的生活质量。需要明确的是，自我健康管理并不能取代传统医疗，而是对传统医疗的有益补充。对待神经自身免疫病，不能完全依赖医生，也不能完全依靠自己，伙伴式医患关系是最理想的疾病管理模式。

在长期的临床诊疗及管理中，我们发现大部分神经自身免疫病的患者及其家属面对疾病"无从下手"。自我健康管理知识与技能的不足，可能引起疾病复发次数的增加、加重患者和家属的忧虑，导致患者的健康状态和生活质量下降。中山大学附属第三医院作为广东省神经免疫护理专业委员会主委单位，其神经免疫团队在长期临床实践中对神经自身免疫病患者全周期管理积累了丰富经验。因此，我们召集了有丰富经验的团队骨干编写了本书。本书立足于患者的实际需求，以国内外指南为基础，结合最新的研究进展，融入临床诊疗及慢性病管理经验，详细介绍了神经自身免疫病的自我健康管理知识与技能。

或许您刚刚确诊，或许正处于与疾病的"磨合期"，或许已经接受了疾病的存在……不管处于哪个疾病阶段，相信您都能从本书中获得需要的信息，从而更好地与疾病相处，拥有更美好的生活。

中山大学附属第三医院护理教研室主任

陈妙霞

2022 年 6 月

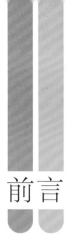

前言

　　神经自身免疫病是一类由机体免疫反应介导的中枢神经系统疾病，包括临床常见的多发性硬化、视神经脊髓炎谱系疾病、自身免疫性脑炎、重症肌无力等。这类疾病多于中青年时期起病，而中青年时期正是一个人最具社会功能的年龄段。受疾病影响，患者的家庭、社会角色功能发挥受限。此类疾病有易复发、致残、带病时间长的特点，给患者、家庭及社会带来沉重的照顾负担和经济负担。

　　自我健康管理知识与技能的缺乏是神经自身免疫病患者面临的最重要的问题之一。此类疾病多为罕见病，公众认知度普遍较低，部分患者辗转于各级医院，耗费大量时间才能确诊。随着临床诊疗规范和技术的推广普及，各级医疗机构的诊断水平得到提升，但患者仍然缺乏有关疾病治疗、康复和管理等方面的知识，对疾病治疗、护理、管理的规范性认识不足，而这会导致复发、并发症等一系列不良影响。

　　神经自身免疫病患者除急性期需要住院治疗外，大部分时间以门诊治疗、居家管理为主，掌握正确的症状管理、用药、康复、监测，以及自我健康管理知识与技能，是预防此类疾病复发或进展的前提和基础。鉴于此，中山大学附属第三医院神经免疫团队基于长期的临床实践经验，并查阅国内外文献，编写本书。

　　本书以疾病全周期管理理论为基础，以神经自身免疫病诊疗、护理、管理相关指南为指导，以国内外研究现状为背景，内容充实、图文并茂、层次清晰、简明实用，旨在帮助神经自身免疫病患者及其家庭成员掌握此类疾病的健康管理知识和技能，协助患者采取健康行动，做好自我健康管理，以期提高神经自身免疫病的全周期管理效果，降低复发率和致残率，促进患者回归社会！

李慧娟　樊　萍

2022 年 3 月于中山大学附属第三医院

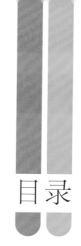

目录

第一章　神经自身免疫病概述

小勉是一名 20 岁男性，刚被诊断为多发性硬化。

小艺是一名 20 岁女性，患自身免疫性脑炎 3 年，经治疗后现定期复诊。

两人是同学，某天在医院的神经科门诊候诊区相遇，一阵寒暄后，两人针对疾病展开了对话。

前一阵，我两条腿有点麻，在神经科看了医生并做了检查。根据检查结果医生的初步诊断是多发性硬化，建议我入院治疗。可我对这个病并不了解。

我在神经内科住过院，听说过这个病，但并不是特别了解。

你之前是因为什么病住院的？

我得的是自身免疫性脑炎，之前听医生说多发性硬化和自身免疫性脑炎都属于神经自身免疫病。

神经自身免疫病是什么病呀？

我们求助一下沈医生吧，他是神经科的医生。

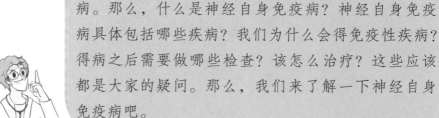

小艺说得对，这两种疾病都属于神经自身免疫病。那么，什么是神经自身免疫病？神经自身免疫病具体包括哪些疾病？我们为什么会得免疫性疾病？得病之后需要做哪些检查？该怎么治疗？这些应该都是大家的疑问。那么，我们来了解一下神经自身免疫病吧。

第一节　您了解神经自身免疫病吗

一、什么是神经自身免疫病

神经自身免疫病属于免疫性疾病，是与环境、遗传、易感性及各种应激因素有关的自身免疫性疾病。当免疫性疾病累及神经系统时，就称为神经自身免疫病。神经自身免疫病的应激因素包括病毒感染、分娩、过度劳累、创伤、情绪激动、疫苗接种等。

二、原发性神经自身免疫病分为哪几类

根据发病原因的不同，神经自身免疫病可分为原发性和继发性两种。原发性神经自身免疫病是原发性免疫介导的神经系统自身免疫病；继发性神经自身免疫病是指系统性自身免疫性疾病累及神经系统引起的病变，如系统性红斑狼疮、干燥综合征、贝赫切特综合征（又称白塞综合征）、甲状腺功能亢性（简称甲亢）、胸腺肿瘤等。

按照疾病累及部位，神经自身免疫病可分为中枢神经自身免疫病和周围神经自身免疫病。常见的中枢神经自身免疫病有多发性硬化（MS）、视神经脊髓炎谱系疾病（NMOSD）、自身免疫性脑炎（AE）等，常见的周围神经自身免疫病有吉兰 – 巴雷综合征（GBS）、神经 – 肌肉接头病变［如重症肌无力（MG）］（表1）。

根据临床发病率及表现特征相似性，本书主要介绍多发性硬化（MS）、视神经脊髓炎谱系疾病（NMOSD）和自身免疫性脑炎（AE）三种疾病。

表1 神经自身免疫病的分类及常见疾病

分类	中枢性	周围性
常见疾病	·多发性硬化（MS） ·视神经脊髓炎谱系疾病（NMOSD） ·自身免疫性脑炎（AE）	·吉兰-巴雷综合征（GBS） ·重症肌无力（MG）

（王玉鸽）

第二节 您了解多发性硬化吗

一、什么是多发性硬化

我们都知道，人类机体的各种功能活动都有赖于神经系统的支配，而组成神经系统的基本功能结构单位是神经元。每个神经元细胞都有一个长突起的轴突（图1），参与细胞间兴奋冲动的传递。轴突外包裹的一层膜就是髓鞘（图1），在神经电信号传递中起着重要的作用。而以神经髓鞘脱失为主要或始发病变的神经系统疾病就是脱髓鞘疾病。

多发性硬化是一种免疫介导的中枢神经系统慢性炎性脱髓鞘疾病。多发性硬化的发病机制之一可能是各种免疫因素使机体产生致病抗体，致病抗体对神经髓鞘发生攻击，导致脱髓鞘病变。

本病最常累及的部位是脑室周围、近皮质视神经、脊髓、脑干和小脑。其主要临床特点为病灶的空间多发性（DIS）和时间多发性（DIT）。空间多发性是指病变部位的多发，时间多发性是指缓解—复发的病程。

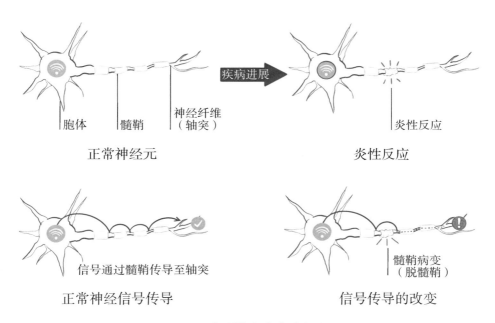

图 1　脱髓鞘疾病发病机制

二、多发性硬化分为哪几类

多发性硬化有多个不同亚型，最常见的是复发缓解型多发性硬化（RRMS），约占全部多发性硬化患者的 85%。除此之外，还有原发进展型多发性硬化（PPMS，约占全部患者的 10%）及继发进展型多发性硬化（SPMS）（图 2）。50%～60% 的复发缓解型多发性硬化患者会逐步发展成继发进展型多发性硬化，但妥当的治疗可以显著延缓疾病进展（图 2）。

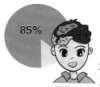

85%的多发性硬化患者属于复发缓解型多发性硬化（RRMS）

RRMS

如果未得到妥当治疗，50%～60%的复发缓解型多发性硬化会逐步发展成为继发进展型多发性硬化（SPMS）

SPMS

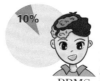

10%的多发性硬化患者属于原发进展型多发性硬化（PPMS）

PPMS

图2　多发性硬化的分类

多发性硬化的类型决定了患者病程中症状发生的频率及疾病导致残疾的程度，不同亚型患者的区别很大。正确了解疾病分类，可以更好地帮助患者控制和管理疾病。

（一）什么是复发缓解型多发性硬化

神经元之间的信号传导必须依赖髓鞘才得以进行。多发性硬化患者的免疫系统误将自身中枢神经系统作为免疫攻击的目标而破坏髓鞘。髓鞘一旦受损，神经信号传导也会受到影响，从而出现疾病症状。

幸运的是，人体具有一定的自我修复能力，这种对髓鞘的修复称为髓鞘再生。尽管存在自我修复，但修复后的髓鞘很难恢复到正常状态，这使得神经信号传递的速度变慢。这些损伤导致多发性硬化症状的出现（图3）。

疾病发作时，免疫系统攻击中枢神经系统，导致髓鞘受损

髓鞘修复/再生 →

尽管存在一定修复能力，但是修复后的髓鞘很难恢复到正常状态。下图展示了再生后的髓鞘与正常髓鞘的区别

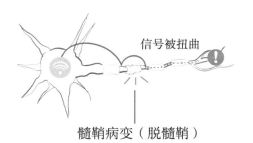

信号被扭曲

髓鞘病变（脱髓鞘）

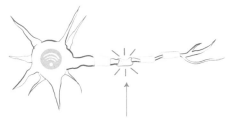

再生后髓鞘与正常髓鞘存在区别

图 3　髓鞘再生

复发是损伤正在发生的标志。随着这些损伤被逐步修复，患者进入缓解期。患者不断经历疾病的复发与缓解过程，因此这一亚型被称为复发缓解型多发性硬化。

在疾病初期，一定程度的损伤可以被修复。但随着疾病进展，损伤不断累积，人体自我修复的难度越来越大，最终留下永久性的后遗症。若得不到规范治疗，许多复发缓解型多发性硬化会逐步发展成继发进展型多发性硬化（图4）。

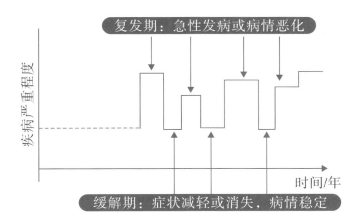

图 4　复发缓解型多发性硬化的进展

（二）什么是继发进展型多发性硬化

大部分多发性硬化患者被诊断为复发缓解型多发性硬化。其中，有些患者尽管复发次数越来越少，但症状和肢体残疾却在逐步加重，这一亚型被称为继发进展型多发性硬化。

绝大部分继发进展型多发性硬化患者不会再经历复发缓解的过程。由于个体差异，这种疾病的加重和肢体残疾的程度因人而异（图5）。

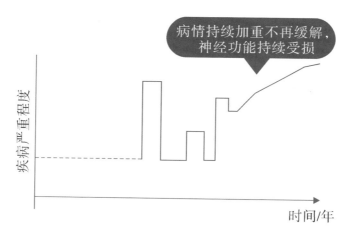

图5　继发进展型多发性硬化的进展

部分复发缓解型多发性硬化会发展成继发进展型。疾病在初期时，一定程度的损伤可以被修复，随着疾病进展到后期，损伤有可能逐渐变成永久性的；若不能得到规范治疗，许多复发缓解型多发性硬化会逐步发展成继发进展型多发性硬化（图6）。

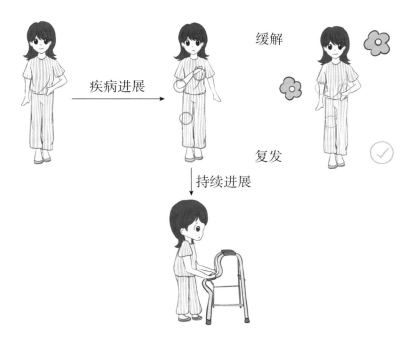

图6 复发缓解型多发性硬化向继发进展型发展

（三）什么是原发进展型多发性硬化

仅有10%的多发性硬化患者表现为原发进展型多发性硬化。从疾病之初，这些患者的肢体功能受损就不断加重，没有任何缓解（图7）。这一亚型的患者个体差异很大，病情变化的速度也有所不同。有些患者的病情会快速进展，另一些患者的病情会暂时稳定。但无论属于哪一种亚型，患者的日常生活都受到极大影响。

也有些患者最初被诊断为原发进展型多发性硬化，但偶尔会经历一次复发，这一亚型被称为进展复发型多发性硬化。

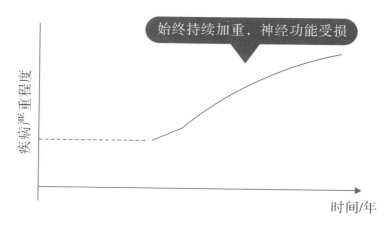

始终持续加重，神经功能受损

疾病严重程度

时间/年

图7　原发进展型多发性硬化的进展

（四）其他类型

1. 良性型多发性硬化

良性型多发性硬化是指少部分多发性硬化患者在发病15年内几乎未留下任何神经系统残留症状及体征，日常生活和工作未受到明显影响。目前，对良性型多发性硬化无法做出早期预测。

2. 恶性型多发性硬化

恶性型多发性硬化又名暴发型多发性硬化或 Marburg 变异型多发性硬化，疾病呈暴发起病，短时间内迅速达到高峰，神经功能严重受损，甚至导致患者死亡。

三、哪些因素可能会引发多发性硬化

生活中对多发性硬化的预防一定要注意其致病因素，疾病的出现可能与遗传因素、感染及免疫因素、环境因素、生活方式等有关（图8）。

（一）遗传因素

多发性硬化与遗传有很大的关系。有研究结果发现，约 10% 的多发性硬化患者有家族史，患者第一代亲属中多发性硬化的发病率较普通人群增高 5 ~ 15 倍；同卵双胞胎中，患病概率可达 50%。这种情况可能是多数弱作用基因相互作用导致的。美国、英国、加拿大、澳大利亚和芬兰等国家分别针对多发性硬化家系进行全基因组扫描，确定了 60 个基因可能参与多发性硬化发病，其中，6p21 和 19p13 上的位点的研究结果相对较一致，另外几个可能与多发性硬化发病有关的位点包括 12q23 – 24、16p13、7q21 – 22 和 13q33 – 34。这些研究为发现多发性硬化的易感基因提供了更多的资料。如果直系亲属（如父母）患有多发性硬化，那么后代的患病概率会较高。这是无法提前预防的，只能定期体检，及时发现疾病，尽快治疗。

（二）感染及免疫因素

病毒感染是多发性硬化最初的致病因素，感染的病毒可能与中枢神经系统髓鞘蛋白质或少突胶质细胞存在共同抗原，即病毒氨基酸序列与主要碱性蛋白（MBP）等神经髓鞘组分的某段多肽氨基酸序列相同或极为相近。推测病毒感染后体内 T 细胞被激活并生成抗体，其与神经髓鞘多肽片段发生交叉反应，导致脱髓鞘，诱发多种神经功能方面的异常，即机体受到了免疫攻击。

（三）环境因素

多发性硬化的发病率随着纬度的增高而增高，特别是在北半球的北部高纬度地带的地区，发病率非常高。此疾病高发地区包括加拿大、英国、北欧、美国北部等，亚洲和非洲国家的发病率较低，中国属于低发病率区。该因素导致的多发性硬化发病率的差异，可能与紫外线暴露及机体内维生素 D 水平有关。

（四）生活方式

吸烟或长期暴露于"二手烟"环境中，也可能引发多发性硬化。吸烟者患多发性硬化的风险比一般人群高 1 倍。对于这类患者来说，停止吸烟、远离"二手烟"环境有益于疾病的缓解，可以阻止病情的蔓延。

饮食方面，相关研究结果表明，饱和脂肪酸和动物脂肪的摄入量与多发性硬化的死亡率呈正相关，鱼与蔬菜的摄入量与多发性硬化的死亡率呈负相关。进食低脂且富含 ω-3 脂肪酸的食物能降低多发性硬化的复发率。以高盐、动物脂肪、加糖饮料、油炸食物、低纤维为特点的高热量的西方饮食方式及运动的缺乏会增加促炎性细胞因子的生物合成，加重炎性反应，导致肠道微生态紊乱，改变肠道免疫；相反，运动及摄入蔬菜、水果、豆类、鱼、益生菌等低热量食物，能促进氧化代谢，下调促炎性细胞因子的合成，保持健康的肠道微生物环境。可见，饮食及生活方式通过调节炎性反应及肠道菌群来影响多发性硬化的进展。适当的营养调节可延缓多发性硬化的进程，是辅助治疗多发性硬化的方法之一。

此外，越来越多的研究结果表明，心理状态或情感压力也可能是多发性硬化发病的潜在危险因素。心理因素可通过影响患者的生理状态、生活方式及精神健康等方面，对多发性硬化的起病带来影响。但心理压力可能并不是一种必然因素。因为现有的研究多为回顾性病例对照研究，在研究方法及病例选择上存在不可避免的偏倚，从而影响研究结果的判断。

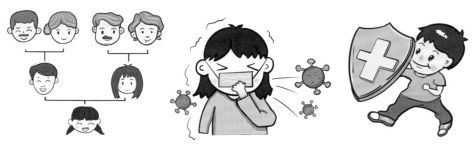

遗传因素   感染因素   免疫因素

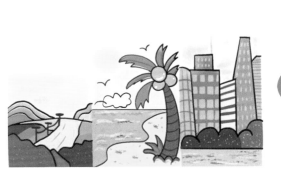 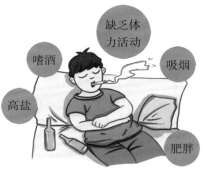

环境因素   生活方式

图8 多发性硬化发病相关因素

小 贴 士

对于多发性硬化，如果不是由遗传或病毒感染等不可控因素引起的，就要注意调整自己的生活方式和习惯。

四、多发性硬化的常见症状有哪些

中枢神经系统控制着人体几乎所有的重要机能，因此患有多发性硬化的患者可能会出现一系列不同的症状，经历也不尽相同。其临床症状和体征多种多样，常见症状如图 9 所示。

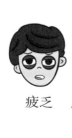
疲乏

麻木、针刺感

视力障碍

运动协调和
平衡受损

肌肉力量
下降和僵硬

震颤

言语能力下降、
吞咽困难

膀胱直肠
功能障碍

性功能障碍

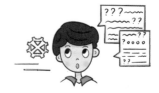
认知功能（注意力、
思维组织力等）障碍、
解决问题的能力下降

图 9　多发性硬化的常见症状

五、多发性硬化常用的检查方法有哪些

脑脊液（CSF）检查、诱发电位、磁共振成像（MRI）和光学相干断层扫描（OCT）等检查对多发性硬化的诊断具有重要意义。

（一）脑脊液检查

脑脊液检查可为原发进展型多发性硬化的临床诊断及多发性硬化的鉴别诊断提供重要依据（图 10）。

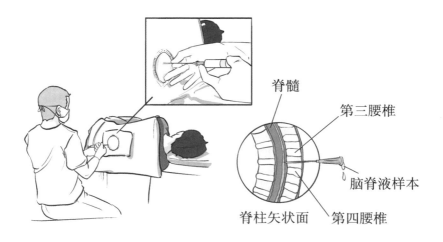

脊髓
第三腰椎
脑脊液样本
脊柱矢状面
第四腰椎

图 10 腰椎穿刺脑脊液检查示意

（二）诱发电位

诱发电位包括视觉诱发电位（VEP）、脑干听觉诱发电位（BAEP）和体感诱发电位（SEP）等，50%～90%的多发性硬化患者可有一项或多项异常。

（三）MRI 检查

MRI 检查是通过强磁场和无线电波扫描，对人的脑和脊髓进行清晰细致的成像，是目前监测多发性硬化病情及评估疗效最有效的检查手段之一。MRI 分辨率高，可识别无临床症状的病灶，使多发性硬化诊断不再只依赖临床标准。

（四）光学相干断层扫描检查

光学相干断层扫描（OCT）是一种可以实现实时、高分辨、大深度、非接触、无创伤的光学成像方法，可直接显像视网膜，并衡量视网膜神经纤维层（RNFL）厚度和黄斑体积。若视神经轴索被破坏，多发性硬化患者视网膜神经纤维层厚度将减少，轴索减少且达到一定程度时，可能在检查中出现低对比度视力和对比度敏感的改变、视觉电生理的改变等。

六、如何评估多发性硬化的严重程度

监测及评估多发性硬化疾病进展的方法主要有基于临床症状评估病情、基于脑的情况评估病情两类。医生通常会综合以上两种评估结果，来对疾病状况进行整体判断。具体的检查内容如下。

（一）MRI 检查

通过核磁共振形成的图像，可以看到大脑里病灶的大小和数量、病灶的位置、病灶是否处于活动状态及脑萎缩的程度，并与既往的核磁共振图像进行对比，从而有效地评估病情及检验治疗效果。MRI 检查可以反映临床症状相关的病灶情况，即便没有任何症状，MRI 也可以显示一些静止病灶，因此定期进行 MRI 检查非常重要（图 11）。

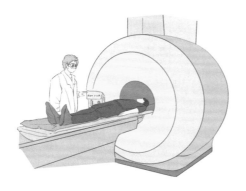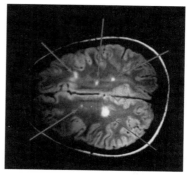

图 11　核磁共振与其成像（红色箭头所指为脱髓鞘病灶）

（二）光学相干断层扫描技术

光学相干断层扫描是一种新的光学诊断技术，可进行活体眼组织显微镜结构的非接触式、非侵入性断层成像，还可以测量视网膜神经纤维层厚度和黄斑容积，对患者的诊断和病情评估作出新的补充（图12）。

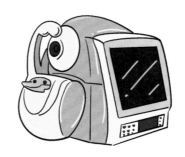

图12　光学相干断层扫描仪示意

（三）扩展残疾状态量表

扩展残疾状态量表（EDSS）被认为是评估多发性硬化疾病状况和进展的标准，也是客观的神经功能指标。扩展残疾状态量表能评定锥体功能（肌肉无力或四肢移动困难）、小脑（平衡问题、协调或震颤）、脑干（言语和吞咽困难）、感官（麻木或感觉丧失）、肠和膀胱、视觉、大脑（思维和记忆问题）及其他系统的功能（图13）。每个系统给出一个"功能系统评分"（FSS），评分在0（功能正常）到5或6（严重损伤）之间。功能系统受损的数量和严重程度决定了扩展残疾状态量表评分结果。

扩展残疾状态量表分值的意义：扩展残疾状态量表评分以0.5为一个等

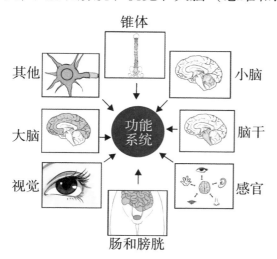

图13　扩展残疾状态量表评估内容

级，从 0（神经系统检查正常）到 10（因多发性硬化而死亡）逐步增加。残疾的进展通常定义为扩展残疾状态量表评分增加 1 分，或基线多发性硬化评分大于等于 5.5 时增加 0.5 分。进展的判断需要在 3～6 个月内随访 2 次（图 14）。

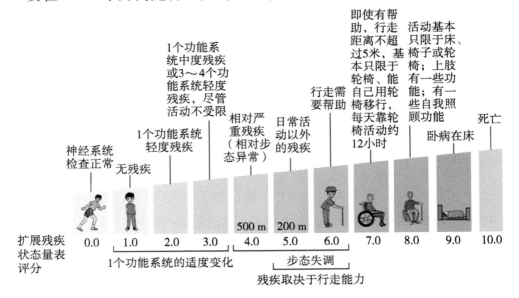

图 14　扩展残疾状态量表各分值对应的神经功能系统残疾程度

（四）其他辅助检查手段

1. 多发性硬化复合功能量表

多发性硬化复合功能量表（MSFC）包括九孔钉测试、定时 25 英尺步行试验、定步调听觉连续加法测验（PASAT）3 部分性能量表（图 15）。

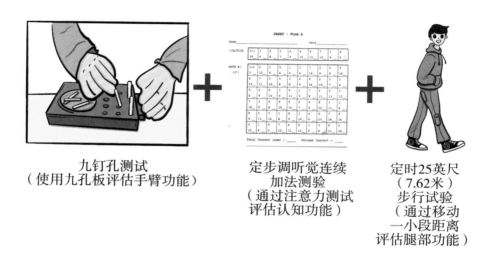

九钉孔测试
（使用九孔板评估手臂功能）

定步调听觉连续
加法测验
（通过注意力测试
评估认知功能）

定时25英尺
（7.62米）
步行试验
（通过移动
一小段距离
评估腿部功能）

图15　多发性硬化复合功能量表

2. 认知功能的辅助检查手段

符号数字转换测验（SDMT）是目前多发性硬化领域被广泛认可的检查认知功能的方法。其通过符号/数字转换任务来测试信息处理速度和能力评估认知功能。具体使用方法为使数字与符号相配对，统计90秒内正确配对的数量（图16）。

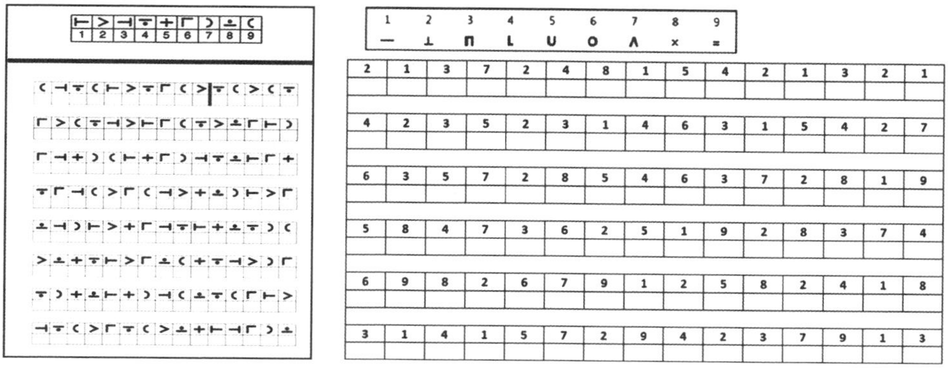

图16　符号数字转换测验

3. 视觉功能的辅助检查手段

高对比度视力测试可使用标准的 Snellen 视力表（图 17），66% 的多发性硬化患者在疾病进程的某个时间点会发生视力障碍（如急性视神经炎）。

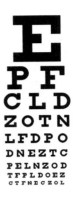

图 17 视力测试

七、多发性硬化的主要治疗方法有哪些

对于多发性硬化，应该在遵循循证医学证据的基础上，结合患者的经济条件和意愿，进行早期、合理的治疗。多发性硬化的治疗分为：①急性期治疗；②缓解期治疗，即疾病修正治疗（DMT）；③对症治疗；④康复治疗（图 18）。

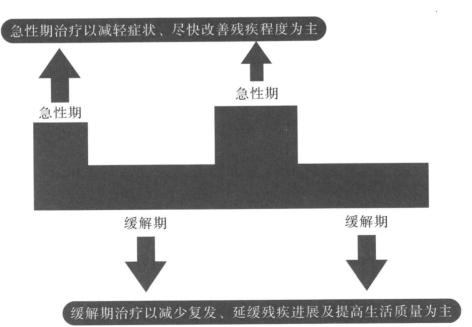

图 18　多发性硬化的治疗分类及目的

（一）急性期治疗

1. 治疗目标

急性期的治疗目标为减轻症状、缩短病程、改善残疾程度和防治并发症。

2. 适应证

有客观神经缺损证据的功能残疾症状（如视力下降、运动障碍或小脑/脑干症状）等需要治疗。轻微感觉或症状轻微无须治疗者，休息或对症处理即可缓解。

3. 主要药物及用法

（1）糖皮质激素（简称激素）：属于一线治疗。激素治疗期内，大多数急性发病的多发性硬化患者的神经功能恢复良好。治疗原则为大剂量、短疗程。激素治疗的常见不良反应包括电解质紊乱，血糖、血压、血脂异常，上消化道出血，骨质疏松，股骨头坏死等。

（2）血浆置换：属于二线治疗，急性重症或对激素治疗无效者可于起病2～3周内应用5～7天的血浆置换进行替代治疗。血浆置换与血液透析操作相同。血浆置换的原理是采用血液透析装置，将患者血液引出体外，使血浆和血细胞分离，将带有异常抗体的血浆丢弃，再将血细胞和补充的新鲜血浆输回体内，从而达到清除体内致病抗体的目的（图19）。

血浆置换在临床应用中的疗效较好，虽为有创性治疗措施，但相

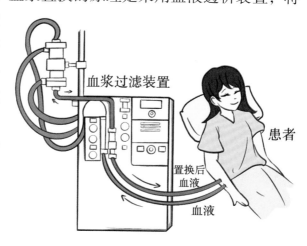

图 19　血浆置换示意

对安全，常见的不良反应包括置管部位的感染、过敏、一过性低血压等，这些不良反应通常在停止置换后数天内可自行恢复，少数需要药物处理及监护。但因受到血制品资源短缺、操作复杂及价格等因素的影响，血浆置换在临床应用中存在一定的局限性。

（3）静脉注射用丙种球蛋白：作为一种备选治疗手段，用于妊娠、哺乳期妇女或激素治疗反应差的成人患者及激素治疗无效的儿童患者。一般采用静脉滴注，连续5天为1个疗程，视疗效选择后续治疗方案。

（二）缓解期治疗

1. 治疗目标

多发性硬化为终身性疾病，其缓解期治疗以控制疾病进展为主要目标，推荐使用疾病修正治疗（DMT）。

2. 主要药物及用法

目前，国家药品监督管理局已经批准国内上市的疾病修正治疗药物有芬戈莫德、特立氟胺、西尼莫德、富马酸二甲酯等，药物的给药途径及推荐用量如表2所示。

表2 多发性硬化缓解期治疗用药的给药途径及推荐用量

药物	给药途径	推荐剂量和使用频率
芬戈莫德	口服	0.5 mg，1次/天
特立氟胺	口服	7 mg 或 14 mg，1次/天
西尼莫德	口服	0.25 mg 或 2 mg，1次/天
富马酸二甲酯	口服	240 mg，2次/天

（三）对症治疗

多发性硬化相关症状所对应的药物如表3所示，需要在专科医生指导下选择使用。

表3　多发性硬化相关症状及对症治疗药物

症状	具体治疗内容
痛性痉挛	卡马西平、替扎尼定、加巴喷汀、巴氯芬等
慢性疼痛、感觉异常等	阿米替林、普瑞巴林、选择性5-羟色胺去甲肾上腺素再摄取抑制剂（SNRI）、去甲肾上腺素和特异性5-羟色胺能抗抑郁药（NaSSA）
抑郁、焦虑	5-羟色胺再摄取抑制剂类药物
乏力、疲劳	莫达非尼、金刚烷胺
震颤	盐酸苯海索、盐酸阿罗洛尔等
膀胱直肠功能障碍	药物治疗、导尿
性功能障碍	改善性功能药物等
认知功能障碍	胆碱酯酶抑制剂等

（四）康复治疗及生活指导

多发性硬化的康复治疗同样重要。伴有肢体、语言、吞咽等功能障碍的患者，应于早期在专业医生的指导下进行相应的功能康复训练，并在遗传、婚姻、妊娠、饮食、心理及用药等生活的各个方面向医务人员征求建议。生活指导内容具体包括：避免预防接种，避免洗澡水温过高，避免在强光及高温下暴晒，保持心情愉快，不吸烟，作息规律，适量运动，补充维生素D等。本部分内容将在后续章节详细介绍。

（王玉鸽）

第三节 您了解视神经脊髓炎谱系疾病吗

一、什么是视神经脊髓炎谱系疾病

（一）传统视神经脊髓炎的概念

视神经脊髓炎（NMO）早期由法国医生 Eugène Devic 总结报道，因此被称为 Devic's 病（图 20）。视神经脊髓炎特指一种免疫介导的以视神经和脊髓受累为主的中枢神经系统炎性脱髓鞘疾病。由于视神经脊髓炎的临床表现与多发性硬化相似，曾被认为是受累部位局限于视神经和脊髓的一种特殊的多发性硬化亚型。

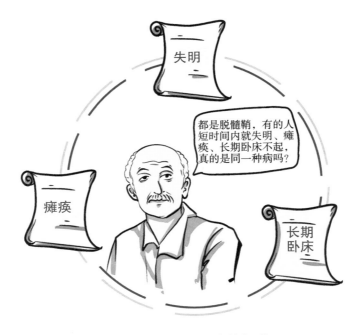

图 20 视神经脊髓炎的报道

2004 年，视神经脊髓炎的特异性生物学标志水通道蛋白 4 抗体（AQP4-IgG）及其抗原水通道蛋白 4（AQP4）被发现，人们才得以更精准地诊断水通道蛋白 4 抗体阳性的视神经脊髓炎，并加深了对视神经脊髓炎的理解，从而发现视神经脊髓炎与多发性硬化在发病机制、临床表现和治疗效应上的差异，并逐渐把视神经脊髓炎划分为独立于多发性硬化的一种疾病实体。

（二）目前视神经脊髓炎谱系疾病的概念

对视神经脊髓炎的进一步研究发现，该疾病所累及的病变部位并不局限于视神经和脊髓，其在中枢神经系统中的分布更为广泛。2007 年，Wingerchuk 等提出视神经脊髓炎谱系疾病（NMOSD）的概念，用于描述一组临床上不能满足视神经脊髓炎诊断标准的局限形式的脱髓鞘疾病，可伴随或不伴随水通道蛋白 4 抗体阳性。它们具有与视神经脊髓炎相似的发病机制及临床特征，部分病例最终演变为视神经脊髓炎。

随后的研究发现，视神经脊髓炎和视神经脊髓炎谱系疾病在生物学特性上并没有统计学差异，视神经脊髓炎谱系疾病患者存在一定的异质性，但其免疫治疗策略与视神经脊髓炎相似或相同。因此，2015 年国际视神经脊髓炎诊断小组制定了新的视神经脊髓炎谱系疾病诊断标准，取消视神经脊髓炎的单独定义，将视神经脊髓炎整合入更广义的视神经脊髓炎谱系疾病范畴中。自此，视神经脊髓炎与视神经脊髓炎谱系疾病统一命名为视神经脊髓炎谱系疾病。

目前，视神经脊髓炎谱系疾病是指一组主要由体液免疫参与的抗原－抗体介导的中枢神经系统炎性脱髓鞘疾病谱。

二、视神经脊髓炎谱系疾病分为哪几类

从诊断的角度上看，根据 2015 年的 Wingerchuk 诊断标准（表4），视神经脊髓炎谱系疾病分为水通道蛋白 4 抗体阳性和水通道蛋白 4 抗体阴性两大类型。

表 4　视神经脊髓炎谱系疾病的 Wingerchuk 诊断标准（2015 年）

水通道蛋白 4 抗体阳性的视神经脊髓炎谱系疾病诊断标准
·至少 1 项核心临床特征（具体见本节"四、视神经脊髓炎谱系疾病的常见症状有哪些"相关内容） ·用可靠的方法检测水通道蛋白 4 抗体阳性［推荐细胞转染免疫荧光法，（CBA），图 21］ ·排除其他诊断
水通道蛋白 4 抗体阴性或未知状态的视神经脊髓炎谱系疾病诊断标准
·在 1 次或多次临床发作中，出现至少 2 项核心临床特征并满足下列全部条件：①至少 1 项核心临床特征为视神经炎、急性长节段性横贯性脊髓炎或延髓最后区综合征；②空间多发（2 个或以上不同的核心临床特征）；③满足 MRI 附加条件。 ·用可靠的方法检测水通道蛋白 4 抗体阴性或未检测 ·排除其他诊断

水通道蛋白 4 抗体阴性或未知状态的视神经脊髓炎谱系疾病的 MRI 检查结果需要符合以下附加条件：

（1）急性视神经炎。脑 MRI 有下列表现之一：①脑 MRI 检查结果正常或仅有非特异性白质病变；②视神经长 T2 信号或 T1 增强信号大于 1/2 视神经长度，或病变累及视交叉。

（2）急性脊髓炎。长脊髓病变超过 3 个连续椎体节段，或有脊髓炎病史的患者相应脊髓萎缩超过 3 个连续椎体节段。

（3）极后区综合征。延髓背侧/最后区病变。

（4）急性脑干综合征。脑干室管膜周围病变。

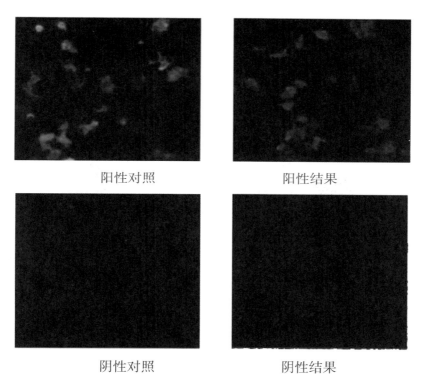

阳性对照 阳性结果

阴性对照 阴性结果

图 21 水通道蛋白 4 抗体检测结果示例

注：使用细胞转染免疫荧光法检测。

三、哪些因素可能会引发视神经脊髓炎谱系疾病

（一）视神经脊髓炎谱系疾病的发生

目前认为视神经脊髓炎谱系疾病的发生可能与患者的内在因素和外在环境因素相关，视神经脊髓炎谱系疾病是易感个体在环境因素触发下发生的自身免疫病。

视神经脊髓炎谱系疾病不是传统意义上的遗传性疾病，但基因背景可能影响视神经脊髓炎谱系疾病的易感性。目前的证据显示，非白种人（如亚洲、拉丁美洲、非洲人群及西班牙裔和美国原住民）视神经脊髓炎谱系疾病的患病率显著高于白种人。

视神经脊髓炎谱系疾病的发病也存在明显的性别差异，表现为女性显著高发，女性、男性患病比例高达（9～11）：1。

视神经脊髓炎谱系疾病的发病特征见图22。

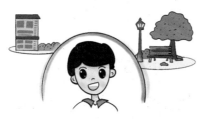
内在因素和外在环境因素

患病率在非白种人群中更高

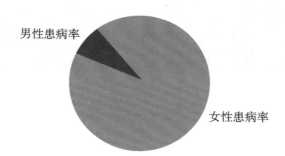

女性、男性患病比例高达（9～11）：1

图22　视神经脊髓炎谱系疾病的发病特征

在首次发病的年龄构成上，视神经脊髓炎谱系疾病首次发病可见于各年龄阶段，其中以青壮年居多，中位数年龄为39岁。

此外，本身存在系统性免疫疾病的患者，其发生视神经脊髓炎谱系疾病的风险可能升高，临床上常见视神经脊髓炎谱系疾病与干燥综合征、系统性红斑狼疮、桥本甲状腺炎等发生共病现象。

（二）视神经脊髓炎谱系疾病的复发

视神经脊髓炎谱系疾病复发率高，90%以上的患者可出现复发。复发的诱因复杂，且有时并不能找到特殊的触发因素，甚至难以预测。

视神经脊髓炎谱系疾病复发的可能相关因素包括：感染、便秘、预防接种、洗澡水温过高、强光及高温下暴晒、吸烟、饮酒、作息不规律等（图23）。

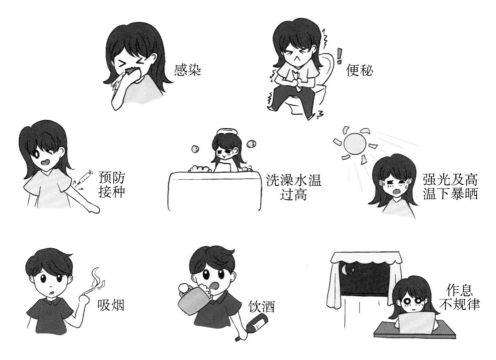

图23　视神经脊髓炎谱系疾病复发的可能相关因素

四、视神经脊髓炎谱系疾病的常见症状有哪些

虽然视神经脊髓炎谱系疾病的名称包含视神经和脊髓，但并

不是视神经炎和脊髓炎的简单组合，而是一组异质性疾病。在
2015 年的 Wingerchuk 诊断标准中，视神经脊髓炎谱系疾病的临床
表现被划分为 6 组核心临床症候，包括视神经炎、急性脊髓炎、延
髓极后区综合征、急性脑干综合征、急性间脑综合征和大脑综合
征。其中，视神经炎、急性脊髓炎、延髓极后区综合征是视神经
脊髓炎谱系疾病最具特征性的临床症状。此外，特异性的诊断需
要上述每组核心临床症候同时存在支持该症状的影像证据或其他
证据。

（一）视神经炎

视神经炎多急性起病，迅速进展，其可累及单眼，也可双眼
同时或相继受累。视神经炎的临床表现为视力下降明显甚至失明，
也可发生严重视野缺损，多伴有眼部疼痛感（图 24）。在 MRI 上，
视神经脊髓炎谱系疾病的视神经炎病灶更易累及视神经后段及视
交叉，病变较长，其长度可大于 1/2 视神经。急性期病灶可表现为
视神经增粗、强化等；缓解期可表现为视神经萎缩。

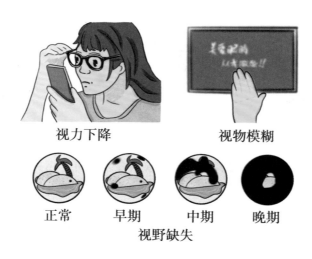

图 24　视神经炎的临床表现

（二）急性脊髓炎

急性脊髓炎同样起病急、症状重，多表现为运动、感觉和自主神经功能障碍。其具体表现见表5。MRI可见长节段横贯性损害，此为视神经脊髓炎谱系疾病最具特征性的脊髓影像学表现，其长度常可超过3个椎体节段。颈髓病变可向上与延髓极后区病变相连。急性期病变可出现明显肿胀，增强后部分强化。慢性恢复期可见脊髓萎缩、空洞，长节段病变可转变为间断、不连续病灶（图25）。

表5　急性脊髓炎症状表现

症状分类	具体症状表现
运动障碍	· 截瘫 · 四肢瘫 · 呼吸衰竭（高位颈髓病变严重者累及呼吸肌所致）
感觉障碍	· 肢体、躯干麻木感 · 疼痛束带感 · 阵发性痛性或非痛性痉挛 · 长时期瘙痒 · 顽固性疼痛 · 莱尔米特（Lhermitte）征（低头或被动屈颈时出现从颈部放射至背部甚至到下肢的放射性触电感）
自主神经功能障碍	排尿、排便功能异常

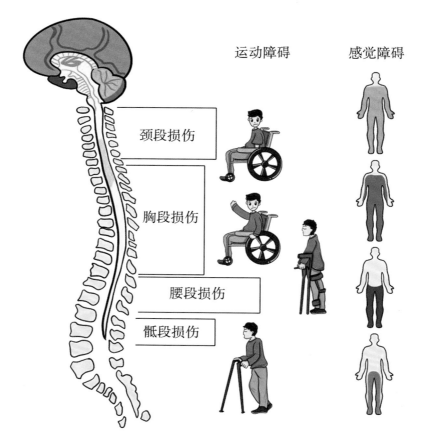

运动障碍　　感觉障碍

颈段损伤

胸段损伤

腰段损伤

骶段损伤

图 25　脊髓炎的病变部位和临床表现

（三）延髓极后区综合征

延髓极后区综合征表现为不能用其他原因解释的顽固性呃逆、恶心、呕吐。MRI可见病灶位于延髓背侧，主要累及极后区域，可与颈髓病变相连（图26）。

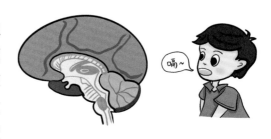

图 26　延髓极后区综合征的病变部位（红色）和临床表现

（四）急性脑干综合征

急性脑干综合征相应症状包括头晕、复视、共济失调等（图27）。MRI 可见脑干背盖部、四脑室周边弥漫性病变。

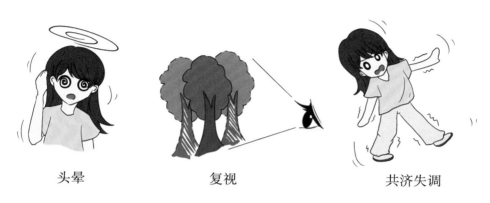

头晕　　　　　　　复视　　　　　　共济失调

图 27　急性脑干综合征相应症状

（五）急性间脑综合征

嗜睡、发作性睡病、低钠血症、体温调节异常等都是急性间脑综合征的临床表现。MRI 可见丘脑、下丘脑、三脑室周边弥漫性病变。

（六）大脑综合征

大脑综合征表现为意识水平下降、认知及语言等高级皮层功能减退、头痛等。MRI 表现不符合典型多发性硬化影像学特征。

五、视神经脊髓炎谱系疾病常用的检查方法有哪些

(一) 脑脊液常规检查

多数患者在视神经脊髓炎谱系疾病的急性期，其脑脊液白细胞、蛋白轻度升高，脑脊液寡克隆区带可呈阳性，但阳性率较多发性硬化低。

(二) 血清及脑脊液水通道蛋白4抗体检测

水通道蛋白4抗体是视神经脊髓炎谱系疾病特异性的生物免疫标志物。目前认为视神经脊髓炎谱系疾病的水通道蛋白4抗体可能产生于外周循环，因此水通道蛋白4抗体检测的推荐样本是血清，即通过抽取外周静脉血获取。脑脊液中也可检测到水通道蛋白4抗体，可作为血清水通道蛋白4抗体有意义的补充。

(三) 视功能检查

视神经脊髓炎谱系疾病的视功能相关检查可以帮助评估患者的视力损害程度，常用的检查包括视敏度、视野、光学相干断层扫描和视觉诱发电位等。各视功能相关检查所对应的特点见表6。

表6 各视功能相关检查对应特点

视功能检查方法	特点
视敏度和视野检查	评估视力、视野缺损程度
光学相干断层扫描检查	观察是否存在视网膜神经纤维层变薄
视觉诱发电位检查	有助于发现亚临床视神经损害，并评估视神经功能情况

六、如何评估视神经脊髓炎谱系疾病的严重程度

对视神经脊髓炎谱系疾病严重程度的评估是多方面的。

从病程来说，视神经脊髓炎谱系疾病为高复发、高致残性疾病。据报道，90% 以上的视神经脊髓炎谱系疾病呈多时相病程，约 60% 的患者在发病后 1 年内复发，90% 的患者在发病后 3 年内复发。因此，视神经脊髓炎谱系疾病复发率的评估是其严重程度评估中不可或缺的一部分。

从病情上来说，视神经脊髓炎谱系疾病患者经历单次或多次复发后，一些患者仅出现轻度的症状，而另一些患者会出现更加严重的症状，如视力障碍和/或肢体功能障碍、尿便障碍等。因此针对视神经脊髓炎谱系疾病的神经功能评分是其严重程度评估中的另一重要方面。扩展残疾状态量表（EDSS）是特发性炎症性中枢神经系统脱髓鞘疾病最常用的评分系统，其绝对分值可以反映神经功能残障程度，评分的变化则反映神经功能的改变。但是，扩展残疾状态量表是根据多发性硬化临床表现制定的，而视神经脊髓炎谱系疾病与多发性硬化的临床表现存在差异，故改良的 RanKin 评分（mRS）量表、Hauser 步行指数、Barthel 指数评分系统等单项功能评估系统逐渐被使用，以寻找更适合视神经脊髓炎谱系疾病病情评估的方法。

七、视神经脊髓炎谱系疾病的主要治疗方法有哪些

视神经脊髓炎谱系疾病的治疗分为急性期治疗、序贯治疗（免疫抑制治疗）、对症治疗和康复治疗等。医生应在循证医学证据的基础上，与患者进行充分沟通，根据患者的具体情况和意愿选择治疗方案。常见的治疗方法及其具体内容见表 7。

表 7　视神经脊髓炎谱系疾病的主要治疗方法及其内容

治疗方法	治疗目的	适用人群	具体治疗内容	
急性期治疗	· 减轻急性期症状 · 缩短病程 · 改善残疾程度 · 防治并发症	有客观神经功能缺损证据的急性复发期患者	· 激素治疗（最常用） · 静脉注射大剂量免疫球蛋白 · 免疫吸附治疗 · 血浆置换	
序贯治疗	· 预防复发 · 减少神经功能障碍累积	· 水通道蛋白抗体 4 阳性的视神经脊髓炎谱系疾病 · 水通道蛋白抗体 4 阴性的复发型视神经脊髓炎谱系疾病	一线药物	· 硫唑嘌呤 · 吗替麦考酚酯 · 甲氨蝶呤 · 利妥昔单抗等
			二线药物	· 环磷酰胺 · 他克莫司 · 米托蒽醌等
			其他药物	· 环孢素 A · 激素
			静脉注射免疫球蛋白（不宜应用免疫抑制剂者，如儿童及妊娠期患者）	
对症治疗	· 改善病情 · 减轻症状 · 提高生活质量	有症状患者	根据个人情况及医生意见确定	
康复治疗	促进神经功能恢复	伴有肢体、吞咽等神经系统功能障碍的患者	早期在专业医生的指导下进行相应的功能康复训练	
生活指导	提高生活质量	所有视神经脊髓炎谱系疾病患者	根据个人具体情况与医务人员沟通，获得遗传、婚姻、妊娠、饮食、心理及用药等各个方面的合理建议	

八、NMOSD 患者关爱日是哪一天

每年 5 月 25 日为"NMOSD 患者关爱日"。

2020 年 5 月 25 日是全球首个"NMOSD 患者关爱日"。

为了唤起社会对视神经脊髓炎谱系疾病的关注，2020 年 5 月 24 日，《中国 NMOSD 患者综合社会调查白皮书》在北京发布。专家介绍，视神经脊髓炎谱系疾病多发生在青壮年这一黄金年龄，患者面临着缺药、少药的局面，希望通过该白皮书的发布，唤起社会对罕见病患者群体的关爱。为此，北京病痛挑战公益基金会联合 NMO 之家、NMO 上海之家、北京白求恩公益基金会 NMO 关爱家园共同宣布将每年 5 月 25 日定为"NMOSD 患者关爱日"，助力该病的患者群体获得更多的支持与帮助（图 28）。

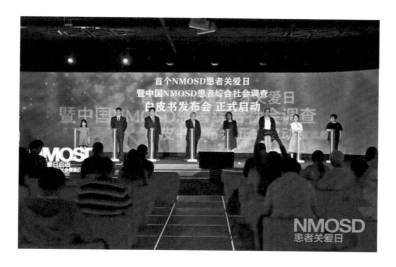

图 28　全球首个"NMOSD 患者关爱日"活动暨《中国 NMOSD 患者综合社会调查白皮书》发布会

（钟晓南）

第四节　您了解自身免疫性脑炎吗

一、什么是自身免疫性脑炎

自身免疫性脑炎泛指一类由神经元表面相关自身免疫抗体介导的脑炎，儿童、青少年、成人均可发生。根据抗神经元抗体的不同，自身免疫性脑炎可分为不同类型，其中，抗 N－甲基－D－天冬氨酸受体（NMDAR）脑炎是最常见的一种类型，多见于青年女性与儿童。临床表现以精神行为异常、癫痫发作、认知功能障碍、自主神经功能障碍等症状多见。多数患者预后良好（图 29）。

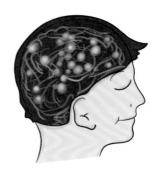

图 29　自身免疫性脑炎

二、自身免疫性脑炎分为哪几类

根据不同的抗神经元抗体和相应的临床表现，自身免疫性脑炎有 3 种主要类型：①神经元表面抗体相关脑炎，包括 N－甲基－D－天冬氨酸受体（NMDAR）抗体氨抗电压门控的钾离子通道（VGKC）、α 氨基－3－羟基－5－甲基－4－异唑酸（AMPA）、抗 γ－氨基丁酸（GABA）等受体抗体。②神经元胞内抗原抗体相关脑炎，包括 Hu、Yo、Ri、Ma2、CV2、amphiphysin 等抗原抗体。③抗体阴性的自身免疫性脑炎。

三、哪些因素可能会引发自身免疫性脑炎

自身免疫性脑炎的病因尚未完全清楚。目前比较常见的病因（图30）如下：

（1）肿瘤。例如，部分抗NMDAR脑炎由畸胎瘤诱导而来，还有结肠癌、肺小细胞癌、睾丸癌等肿瘤也可诱导发生抗N–甲基–D–天冬氨酸受体（NMDAR）。由于肿瘤组织中含有类似N–甲基–D–天冬氨酸受体（NMDAR）抗原，其可以被自身抗体识别从而触发机体异常免疫反应。

（2）病毒感染。部分抗N–甲基–D–天冬氨酸受体脑炎可由单纯疱疹病毒、EB病毒诱导。病毒感染后可触发产生针对模拟N–甲基–D–天冬氨酸受体抗原的自身抗体，从而诱发自身免疫紊乱。

（3）遗传因素。研究发现，遗传因素也是自身免疫性脑炎的病因之一，如HLA Ⅱ类基因HLA–DRB1*16：02是抗N–甲基–D–天冬氨酸受体脑炎的易感基因。

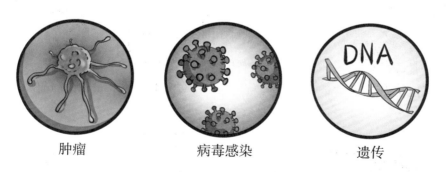

肿瘤　　　　　病毒感染　　　　　遗传

图30　自身免疫性脑炎常见病因

（4）部分脑外伤或脑外科手术，可能因抗原暴露产生自身抗体，导致自身免疫性脑炎的发生。

四、自身免疫性脑炎的常见症状有哪些

自身免疫性脑炎的常见症状包括精神行为异常、认知功能障碍、癫痫发作、言语障碍、运动障碍、不自主运动、意识水平下降与昏迷、自主神经功能障碍等（图31）。临床一般呈急性或亚急性起病，迅速进展出现多种症状。部分患者以单一的神经或精神症状起病，并在起病数周甚至数月之后才出现其他症状。

不自主运动在抗N－甲基－D－天冬氨酸受体脑炎中比较常见，表现为面部的不自主运动、肢体震颤、舞蹈样动作，甚至角弓反张。

自主神经功能障碍包括窦性心动过速、泌涎增多、窦性心动过缓、低血压、中枢性发热、体温过低和中枢性低通气等。

睡眠障碍可表现为失眠、快速眼动睡眠期行为异常、日间过度睡眠、嗜睡、睡眠觉醒周期紊乱等多种形式。

此外，少数病变累及脑干、小脑等部位的患者可出现复视、共济失调和肢体瘫痪等症状。

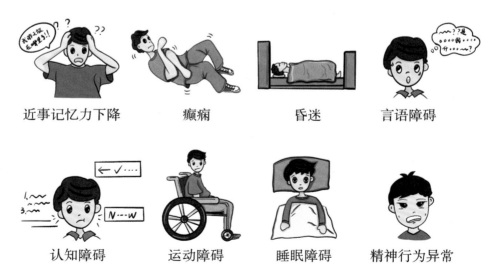

近事记忆力下降	癫痫	昏迷	言语障碍
认知障碍	运动障碍	睡眠障碍	精神行为异常

图31　自身免疫性脑炎的常见症状

五、自身免疫性脑炎常用的检查方法有哪些

自身免疫性脑炎常用的检查方法有腰椎穿刺术、血及脑脊液的自身免疫性脑炎抗体检测、脑电图（尤其是视频脑电图）、MRI、正电子发射型计算机断层扫描（PET-CT）等。其检查方法具体如下。

（一）脑脊液检查

自身免疫性脑炎的脑脊液检查结果显示：腰椎穿刺示脑脊液压力正常或升高；脑脊液白细胞数轻度升高或正常；脑脊液细胞学多呈淋巴细胞性炎症，偶见中性粒细胞、浆细胞；脑脊液蛋白轻度升高，寡克隆区带可呈阳性。

（二）MRI

自身免疫性脑炎的颅脑 MRI 检查结果可无明显异常，或仅有散在的皮质、皮质下点片状 FLAIR 和 T2 高信号；部分患者可见边缘系统病灶，病灶分布可超出边缘系统的范围。

（三）正电子发射型计算机断层扫描（PET-CT）

抗 N－甲基－D－天冬氨酸受体脑炎的正电子发射型计算机断层扫描可见双侧枕叶代谢明显减低，伴额叶与基底核代谢升高。自身免疫性边缘性脑炎可见双侧或单侧海马区代谢增高。

（四）脑电图

自身免疫性脑炎的脑电图可见弥漫或多灶的慢波，偶见癫痫波。对于抗 N－甲基－D－天冬氨酸受体脑炎患者，存在异常 δ 刷为较特异性的脑电图改变，多见于重症患者。颞叶起源的癫痫波提示边缘系统受累。

（五）抗神经抗体检测

血清和（或）脑脊液抗神经抗体检测是自身免疫性脑炎确诊的主要依据，常见抗体包括抗 N－甲基－D－天冬氨酸受体（NMDAR）、富亮氨酸胶质瘤失活蛋白（LGI1）、GAD、AMPAR、γ－氨基丁酸 B 型受体（GABA$_B$R）、接触蛋白相关蛋白 2（CASPR2）、IgLON5 等抗体。抗 NMDAR 抗体与抗 GAD 抗体阳性一般以脑脊液检测为准。

（六）同步视频多导睡眠图

自身免疫性脑炎的同步视频多导睡眠图检查结果可见阻塞性睡眠呼吸暂停、喘鸣、快速眼动期行为障碍，而非快速眼球运动期也出现异常运动、睡眠结构异常。

六、如何评估自身免疫性脑炎的严重程度

目前无统一的评分标准，一般用改良的 Rankin 评分（mRS）评估患者在恢复期的日常生活能力。另外，可针对患者认知功能运用简易智力状态检查量表（MMSE）、蒙特利尔认知评估量表（MoCA）进行评估。若患者存在情绪问题，还可采用焦虑、抑郁量表进行评估。

七、自身免疫性脑炎的主要治疗方法有哪些

自身免疫性脑炎的治疗包括免疫治疗，针对癫痫发作和精神症状的对症治疗、支持治疗、康复治疗，合并肿瘤者进行切除肿瘤等抗肿瘤治疗。

（一）免疫治疗

与多发性硬化治疗原则类似，治疗分为一线免疫治疗、二线免疫治疗和长程免疫治疗。

一线免疫治疗包括糖皮质激素治疗、静脉注射免疫球蛋白和血浆置换。多数抗 N - 甲基 - D - 天冬氨酸受体脑炎患者在急性期需要接受糖皮质激素联合静脉注射免疫球蛋白的治疗。糖皮质激素治疗以冲击剂量为主，之后减量维持，重症或难治性患者需要反复多个疗程进行冲击治疗。近年来，免疫吸附治疗对一些患者也具有良好的疗效。

二线免疫治疗使用利妥昔单抗与静脉用环磷酰胺，主要用于一线免疫治疗效果不佳的患者。

长程免疫治疗药物使用吗替麦考酚酯与硫唑嘌呤等，主要用于复发病例，也可以用于一线免疫治疗效果不佳的患者和肿瘤阴性的抗 NMDAR 脑炎患者。

（二）肿瘤手术治疗

对于合并肿瘤者，一旦发现肿瘤，应及时切除，如此不但可以促进病情好转，还可以最大限度地降低复发的风险。例如，抗 NMDAR 脑炎患者一旦发现卵巢畸胎瘤，应尽快将其切除。对于未发现肿瘤且年龄不小于 12 岁的女性抗 N - 甲基 - D - 天冬氨酸受体脑炎患者，建议行 PET-CT 检查或患病后 4 年内每 6 ～ 12 个月进行 1 次盆腔超声检查。如果合并恶性肿瘤，应由相关专科进行手术、化疗与放疗等综合抗肿瘤治疗；在抗肿瘤治疗期间一般需要维持免疫治疗，以一线免疫治疗为主。

（三）控制癫痫

抗癫痫药物可选用广谱抗癫痫药物，如苯二氮䓬类、丙戊酸钠、左乙拉西坦、拉莫三嗪和托吡酯等。对于癫痫持续状态的患者，一线抗癫痫药物包括地西泮静脉推注或咪达唑仑肌内注射；二线药物包括静脉用丙戊酸钠；三线药物包括丙泊酚与咪达唑仑。丙泊酚可用于终止抗 N–甲基–D–天冬氨酸受体脑炎患者难治性癫痫持续状态。

（四）控制精神症状

控制精神症状可以选用利培酮、奥氮平、氯硝西泮、丙戊酸钠、氟哌啶醇和喹硫平等药物。免疫治疗起效后应适时减少直至停用控制精神症状药物。

（五）康复治疗

康复治疗包括运动、睡眠、健康生活方式管理等综合康复措施。

（舒崖清）

第二章 健康管理概述

小勉入院治疗 10 天后症状有所好转，准备今天出院。医生对其进行出院的健康宣教。

沈医生，我现在完全没有症状了，是不是说明我完全康复了呢？

这种想法是不对的。神经自身免疫病需要长期甚至终身的治疗与康复，即便你现在完全没有症状，出院后也要做好自我健康管理。

什么是自我健康管理？做好自我健康管理能帮助我康复吗？

自我健康管理对神经自身免疫病患者来说极其重要。下面为大家介绍一下什么是健康管理及自我健康管理。

一、什么是健康管理

健康管理是指对个体和群体健康进行全面监测、分析、评估，提供健康咨询和指导及对健康危险因素进行干预的过程。

神经自身免疫病的健康管理是指通过为患者提供全面、连续、主动的健康管理，以促进健康、延缓疾病进程、减少并发症、降低伤残率、延长寿命、提高生活质量，同时降低医药费用的一种科学健康管理模式。

二、健康管理的形式有哪些

最常见的健康管理服务形式是医疗机构与卫生保健人员为个体和人群提供预防、保健、诊治、康复、健康教育及健康咨询等健康管理服务，包括疾病预防、治疗及延续性随访等方面内容。

另外，患者的自我健康管理在疾病管理中也发挥着越来越重要的作用。

三、什么是自我健康管理

患者的自我健康管理是指患者在医务人员进行健康教育的同时，积极、主动地参与疾病的预防和治疗，通过对药物、症状、行为、心理状况及个人角色的管理，进而控制疾病和健康状况，降低疾病对患者的生理机能、心理状态、社会功能等方面的影响。

神经自身免疫病患者需要长期持续的治疗及管理，患者的自我健康管理是治疗的关键。除规范化的诊疗外，患者自身在疾病监测管理、参与疾病控制和症状改善等方面也发挥着极大的作用。

四、自我健康管理包括哪些方面

自我健康管理主要包括疾病管理、角色管理及情绪管理三大部分。

疾病管理体现在服药、症状管理、行为改变、均衡饮食、睡眠管理、慢性压力管理、定期体育锻炼等方面。角色管理指患者在工作、家庭及社交中能适应新的角色，进行正常的生活。情绪管理则是指患者能够处理和应对疾病所带来的愤怒、恐惧、悲伤和抑郁等各种负性情绪。

对神经自身免疫病患者而言，自我健康管理主要体现在规范用药，管理症状和预防复发，建立健康生活方式，科学饮食，康复锻炼，定期随访、监测等方面。

小 贴 士

神经自身免疫病需要长期的治疗，除接受规范化治疗外，患者的自我健康管理也十分重要！

（樊萍　张丽媛）

第三章　神经自身免疫病患者的自我健康管理

沈医生，我明白自我健康管理的内涵了，也知道它的重要性了。但是对我们神经自身免疫病患者来说，自我健康管理具体要做些什么呢？

别着急。下面具体介绍神经自身免疫病的自我健康管理内容。

看了您的介绍，我大概了解了自我健康管理的内容。现在我准备出院了，带了口服药。关于服药，可否请您介绍一下服药时应该注意些什么呢？

当然可以了，下面我就介绍如何正确规范地服药，以及服药的注意事项。

第一节　神经自身免疫病患者如何正确规范服药

一、规范化用药的重要性

（一）规范化用药的意义

1. 规范化用药可以控制疾病进展

在疾病发作的急性期，及时使用适当的急性期治疗药物，如大剂量糖皮质激素、大剂量免疫球蛋白冲击治疗等，可以减轻急性期症状，尽量缩短病程、改善残疾程度和防治并发症（图32）。

2. 规范化用药可以减缓损伤及减少复发

激素和免疫球蛋白治疗并不能减少疾病对神经系统造成的永久性损伤，换句话说，激素治疗是一种"治标不治本"的治疗方案。而规律、有效的缓解期治疗可以延缓甚至阻止疾病给中枢神经系统带来的损伤，从而减少疾病复发的次数、减少疾病导致的肢体功能损伤，是一种"治本"的治疗方案，也是神经自身免疫病治疗的重要组成部分（图32）。

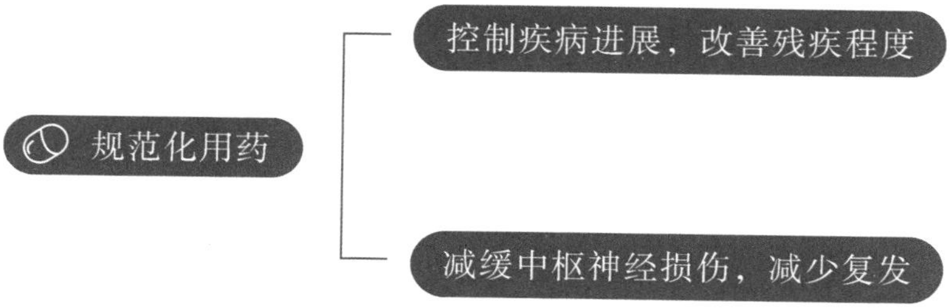

图32　规范化用药的重要性

（二）辅助治疗同样需要规范化用药

在神经自身免疫病治疗的过程中，我们还会应用一些辅助治疗药物，包括改善症状的药物（如改善麻木症状的普瑞巴林、奥卡西平）、营养神经的药物（如甲钴胺），还有在激素治疗过程中为减少副作用而使用的护胃、补钙和补钾药物等。

小 贴 士

有些患者认为"我已经完全没有不舒服了，为什么不可以停药?"已确诊患有神经自身免疫病（如多发性硬化、视神经脊髓炎谱系疾病等）的患者，因有复发的可能，都需要长期、规律地遵医嘱服药，尤其是疾病修饰治疗药物和免疫抑制剂等。这些药物的主要作用不是改善症状，而是尽量减少复发和神经功能缺损的累积。

神经自身免疫病的治疗是一个漫长的过程，需要坚持用药，并根据监测指标调整药物剂量。若不规律服药，擅自停药、减量，极有可能出现复发，甚至造成严重的不可逆的后遗症。

因此，按医嘱服药十分重要!

二、关注特殊药物用药注意事项及可能的不良反应

急性期治疗药物可能的不良反应及注意事项见表8。

表 8　急性期治疗药物可能的不良反应及注意事项（具体以说明书为准）

药物	可能的不良反应	注意事项
糖皮质激素	· 胃肠道不适 · 水钠潴留 · 感染 · 骨质疏松 · 糖脂代谢紊乱 · 睡眠障碍 · 低钾血症 · 肥胖等	· 服用护胃、补钙、补钾的药物 · 监测血糖、血压 · 均衡饮食，避免进食过多高热量食物，适当运动以避免肥胖 · 若有入睡困难，注意规律作息、适当运动，必要时可在医生指导下短期服用助睡眠药物 · 为避免骨质疏松，可多晒太阳、避免负重、戒烟，出现髋部疼痛时尽早就医 · 若有出血症状（如黑便、呕血等）、眼压升高表现（如眼痛、视物模糊等）、感染表现（如发热、小便不适等），及时就医
静脉注射用丙种球蛋白	· 使用血制品所致过敏 · 发热和血源性感染等（规范使用可避免）	丙种球蛋白过敏或先天性 IgA 缺乏者禁用

缓解期治疗药物可能的不良反应及注意事项见表9。

表 9　缓解期治疗药物可能的不良反应及注意事项（具体以说明书为准）

药物	可能的不良反应	注意事项
特立氟胺	· 肝功能损伤 · 脱发 · 免疫/骨髓抑制 · 潜在的致畸性	· 脱发多为轻至中度脱发或一过性脱发，不必过度担心 · 定期复查血常规，监测血压及肝功能 · 男性、女性患者均应注意避孕，若服药期间发现怀孕则立即停药，服用考来烯胺等加速药物消除，并及时前往产科就诊

续表9

药物	可能的不良反应	注意事项
芬戈莫德	·心动过缓（首次服用） ·黄斑水肿	·首次服用建议在具有治疗症状性心动过缓资质的医疗机构进行，并且在首次服药后应接受6个小时的监测 ·避免漏服药物，用药中断后再次服药需要重新进行首剂监测 ·避免感染，定期复查血常规、肝肾功能和眼底
西尼莫德	心动过缓等心脏副作用	·严格按剂量服用 ·使用前进行眼底检查以排除黄斑水肿，检测水痘-带状疱疹病毒抗体以确保抗体阳性，确定CYP2C9基因型选择剂量 ·用药期间定期复查血常规、肝功能和眼底
吗替麦考酚酯	·胃肠道不适（如腹痛、恶心、呕吐等） ·感染风险增加 ·血细胞降低 ·肝功能损伤等 ·致突变 ·致畸性	·为减少胃肠道不适，开始时小剂量用药（0.5 g/d），若无不适再增加剂量，并选择餐后服药 ·一般轻微的胃肠道反应随着时间的推移会慢慢消失，但如果胃肠道反应持续、严重，建议及时就诊，并考虑改用其他药物 ·定期监测血常规和肝功能情况 ·备孕前至少提前6周停药，在医生指导下改用其他药物，并注意补充叶酸 ·哺乳期不建议使用
硫唑嘌呤	·肝功能损害 ·白细胞减少 ·感染风险增加等	·建议使用前检测硫唑嘌呤代谢相关基因，部分基因型的携带者不建议用此药 ·使用前8周内，应至少每周进行一次全血细胞检查和肝功能检查，之后至少每3个月检查一次 ·使用时若出现感染、出血或骨髓抑制，立即就医 ·妊娠期可以使用，但剂量须不超过2 mg/(kg·d)

续表9

药物	可能的不良反应	注意事项
他克莫司	· 增加感染风险 · 肝肾功能异常 · 血细胞减少 · 高血压 · 高血糖 · 头晕 · 震颤等	· 使用时须监测血药浓度以调整用量 · 避免服用影响其血药浓度的食物（如葡萄柚、柚子、柑橘、茶、咖啡、奶酪、胡椒、辣椒、姜、烟草、啤酒、葡萄酒及含酒精的饮料等） · 合并使用酮康唑、氟康唑、伊曲康唑、红霉素、克拉霉素、硝苯地平、尼卡地平、五酯胶囊、利福平、苯妥英、卡马西平、安乃近、异烟肼等及中药（五味子、黄连、甘草、桑黄、贯叶金丝桃等）时应咨询医生或药师意见 · 注意监测血常规、肝肾功能、血压、血糖，若有头晕和震颤等症状，注意休息，症状明显时及时就诊
环磷酰胺	· 出血性膀胱炎 · 性腺萎缩 · 不孕	· 联合使用美司钠以减少泌尿道毒性，治疗前后多喝水 · 有妊娠计划的患者尽量避免使用
米托蒽醌	心脏毒性	· 每次注射前通过心脏彩超检测左心室射血分数，若左心室射血分数明显下降，应停用米托蒽醌 · 疗程结束后也应定期监测左心室射血分数
利妥昔单抗	输液反应（如低血压、发热、寒战、皮疹、支气管痉挛、舌或喉部肿胀、头痛、全身瘙痒，甚至呼吸困难等）	· 在可以处理输液反应的医疗机构内进行输注 · 用药前一般会使用解热镇痛药、抗过敏药及激素等药物预防输液反应 · 监测血常规，预防感染 · 备孕、妊娠、哺乳期间不建议使用

不同的神经自身免疫病在其缓解期的治疗方案有多种选择，如多发性硬化需要使用疾病修饰治疗药物、视神经脊髓炎谱系疾病和自身免疫性脑炎可能使用免疫抑制剂等。

小　贴　士

　　有些患者会问"哪一种药物是最好的呢?"没有所谓"最好"的药物,只有最适合的药物。每个人的体质、患病情况、对药物的反应各不相同,建议在专科医生的指导下规范使用药物,医生会根据患者的具体情况尽量选择最适合的药物,患者不要随意根据个人意愿改变药物的种类和剂量。

（常艳宇）

第二节　神经自身免疫病患者如何管理常见症状

　　沈医生,用药这方面我明白了。另外,我发现神经自身免疫病在不同人身上表现不太一样。比如,我一开始是双腿麻木,而隔壁床的病友是双眼视力下降。那我们针对不同的症状应该如何进行自我健康管理呢?

的确，因为神经自身免疫病累及的部位不同，因此症状表现多有不同，如肢体麻木、视力下降、运动障碍，甚至还有认知、吞咽障碍等问题。接下来，我就为大家介绍一下神经自身免疫病患者面对一些常见症状应该如何进行自我健康管理。

　　除积极治疗外，神经自身免疫病患者还应做好自身症状管理工作。通过自我疾病管理，患者可以给予医生更全面的疾病记录，从而获得适合自己的最优治疗方案。

　　神经自身免疫病的常见症状见图33。

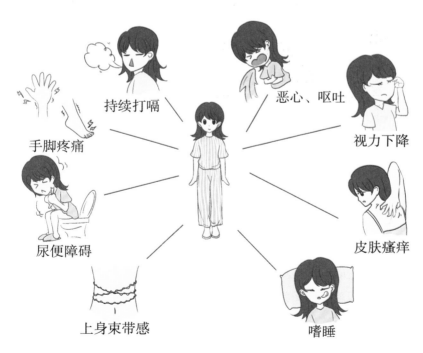

图33　神经自身免疫病的常见症状

　　患者自我健康管理比较简便易行的方法是自己每天进行症状记录，记录每个症状出现的日期和时间、是否为新发症状、症状持续的时间及严重程度、对日常生活的影响程度。有问题可及时通过随访门诊、病友群等途径进行反馈。症状记录表可参考图 34 和图 35。

　　记录症状对多发性硬化的患者是非常重要的，但是记录起来难度较大。本记录表可以帮助你记录自己的日常症状。了解症状的变化可以帮助你和医生更好地管理疾病。

多发性硬化的常见症状

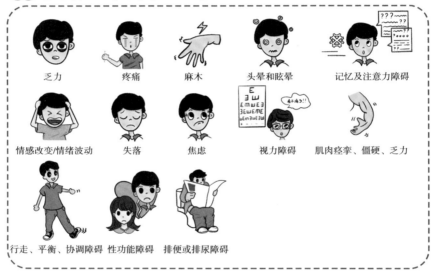

乏力　　疼痛　　麻木　　头晕和眩晕　　记忆及注意力障碍

情感改变/情绪波动　　失落　　焦虑　　视力障碍　　肌肉痉挛、僵硬、乏力

行走、平衡、协调障碍　性功能障碍　排便或排尿障碍

如何使用本记录表

症状：记录最近一次看医生之后出现的症状

日期和时间：记录每个症状出现的日期和时间

是否为新发症状：选择是或否

持续时间：记录症状持续的时间

严重程度：选择其中1项

对日常生活的影响：选择其中1项

图 34　多发性硬化症状记录（1）

姓名:

日期/时间	症状 (包括出现症状的时间)	是否为 新发症状	持续时间 (小时、天、周)	严重程度 (选择其中一个选项)	对日常生活的影响 (选择其中一个选项)
11/18 9:00	腿部麻木	✔ 是 ○ 否	2天	✔ 非常轻微 ○ 轻微 ○ 严重 ○ 非常严重	○ 完全不影响日常生活 ✔ 对日常生活影响不大 ○ 很难忽略此症状 ○ 严重影响日常生活
		○ 是 ○ 否		○ 非常轻微 ○ 轻微 ○ 严重 ○ 非常严重	○ 完全不影响日常生活 ○ 对日常生活影响不大 ○ 很难忽略此症状 ○ 严重影响日常生活
		○ 是 ○ 否		○ 非常轻微 ○ 轻微 ○ 严重 ○ 非常严重	○ 完全不影响日常生活 ○ 对日常生活影响不大 ○ 很难忽略此症状 ○ 严重影响日常生活
		○ 是 ○ 否		○ 非常轻微 ○ 轻微 ○ 严重 ○ 非常严重	○ 完全不影响日常生活 ○ 对日常生活影响不大 ○ 很难忽略此症状 ○ 严重影响日常生活
		○ 是 ○ 否		○ 非常轻微 ○ 轻微 ○ 严重 ○ 非常严重	○ 完全不影响日常生活 ○ 对日常生活影响不大 ○ 很难忽略此症状 ○ 严重影响日常生活
		○ 是 ○ 否		○ 非常轻微 ○ 轻微 ○ 严重 ○ 非常严重	○ 完全不影响日常生活 ○ 对日常生活影响不大 ○ 很难忽略此症状 ○ 严重影响日常生活
		○ 是 ○ 否		○ 非常轻微 ○ 轻微 ○ 严重 ○ 非常严重	○ 完全不影响日常生活 ○ 对日常生活影响不大 ○ 很难忽略此症状 ○ 严重影响日常生活

图35 多发性硬化症状记录 (2)

针对神经自身免疫病常见症状，自我健康管理要点如下。

一、感觉障碍

感觉障碍指机体对各种形式的刺激（如痛、温度、触、压、位置、振动等）无感知、感知减退或异常的一组综合征（图36、图37）。

神经自身免疫病患者常见感觉障碍有较为固定且持续的灼烧感、刺痛感、蚁走感等；另外，腰腹部可出现束带感，有身体被带子绑住的感觉。急性脊髓炎恢复期常出现阵发性痛性或非痛性痉挛、顽固性疼痛等不适，部分患者还可出现长期痛痒感。感觉障碍类型主要为痛性痉挛和持续性神经病理性疼痛两种。

（一）痛性痉挛

痛性痉挛表现为突发的、间歇性的肌肉不自主收缩伴剧烈疼痛，可出现下肢肌肉伸直、足部上翻的异常姿势，患者会有不同程度的紧绷感，最常发生在视神经脊髓炎谱系疾病第一次脊髓炎发作后平均48天内。

（二）持续性神经病理性疼痛

持续性神经病理性疼痛表现为严重的、顽固性和持续性的神经病理性疼痛，痛区位于胸部和腰部周围、腿部或背部。剧烈疼痛可能发生在疾病的早期，甚至可能是视神经脊髓炎谱系疾病的第一个临床症状。

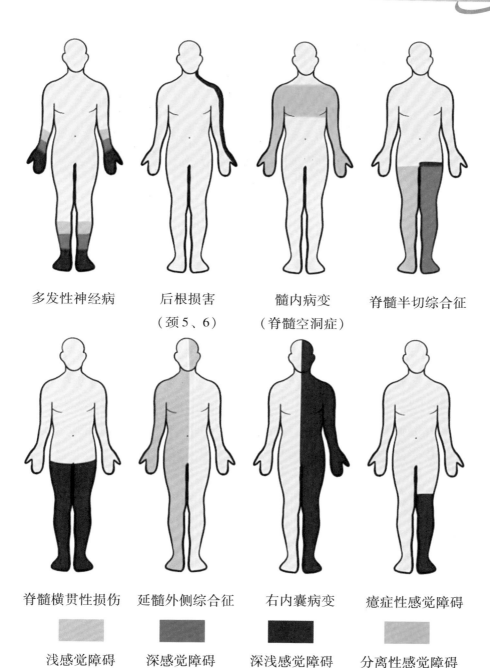

图 36　各类型感觉障碍分布示意

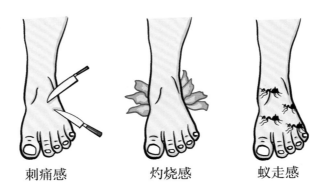

刺痛感　　　　　灼烧感　　　　　蚁走感

图37　常见的感觉障碍类型

若疼痛对生活造成较大的困扰，建议寻求医护人员的帮助，并可通过以下方法缓解疼痛：①服用药物。痛性痉挛、慢性疼痛、感觉异常等可遵医嘱用药。②按摩和拉伸。调整呼吸，双手用力按压痉挛处的肌肉，一边按揉一边拉伸，先深吸气，然后缓慢呼气，重复多次。拉伸时控制好力度，以免出现肌肉拉伤、持续痉挛或活动障碍等不良反应。③热敷。可使用热水打湿的毛巾进行热敷，以降低肌肉的敏感性和兴奋性，从而缓解疼痛。但每次热敷的时间应控制在 10 ～ 30 分钟，同时应注意控制温度，避免烫伤。

二、疲劳

（一）疲劳是什么

疲劳是一种主观感觉，通常指自觉疲劳、肢体软弱无力的感觉。疲劳感是每个人都可能出现的，在正常人群中有20%的男性及25%的女性经常会抱怨"总感觉疲劳"。而对于神经自身免疫病患者来说，要注意区分正常情况下的疲劳感和病态疲劳。神经自身免疫病患者的疲劳症状是一种主观感受的病态疲劳，这种疲劳与结束一整天繁忙工作后所感到的疲劳不同，是一种没有诱因、无法控制的极度疲劳。病态疲劳多表现为感到自己无法集中精力，手脚沉重难以抬起，从而影响生活。

（二）如何评估是否存在疲劳及疲劳的严重程度

临床上，疲劳症状多采用量表进行评估。修订的疲劳影响量表（MFIS）是评价神经自身免疫病患者疲劳症状的工具之一，包括躯体、认知和心理3个维度。修订的疲劳影响量表总分为各条目得分之和，分值越高表明其疲劳程度越严重，总分大于等于38分即为疲劳状态。修订的疲劳影响量表具体内容如表10所示。

（三）如何改善疲劳症状

1. 药物治疗
在医生指导下使用药物。

2. 非药物治疗
非药物治疗有疲劳管理、营养改善、耐力训练、抗力训练、瑜伽、太极、认知行为治疗及经颅磁刺激治疗等。

此外，良好的生活方式也是助于改善疲劳症状。

（1）保证睡眠质量和时长，每天按时就寝，建立良好的睡眠规律。

（2）晚上不要喝刺激性饮料，如茶、咖啡等。

（3）不要吸烟，限制或避免饮酒。

（4）睡前避免过量饮水。

（5）睡前进食一些坚果、香蕉、温牛奶，以促进睡眠。

（6）白天适当运动，睡前避免高强度锻炼。可选择弹力带抗阻训练、太极拳、游泳等锻炼方式。

（7）听一些舒缓的纯音乐，放松大脑。

（8）控制疼痛等可以改善睡眠。

表10 修订的疲劳影响量表（MFIS）

指导语：下面是一系列陈述，来描述疲劳的影响程度。请仔细阅读每个句子，然后在最能表示疲劳在近1个月内对你的生活影响的数字框内打"√"（如果你需要帮助，可告诉检查者最好答案的数字）。请回答每个问题。如果你不确定选择哪个答案，那么请选择最接近你状态的描述。检查者可解释你不理解的词语或短句。

在近4周因为我的疲劳	从不	偶尔	有时	经常	几乎总是
1. 我的警觉性较差	0	1	2	3	4
2. 我很难长时间集中注意力	0	1	2	3	4
3. 我难以清楚地思考	0	1	2	3	4
4. 我很笨拙且不协调	0	1	2	3	4
5. 我健忘	0	1	2	3	4
6. 我在体力活动时必须不断调整节奏	0	1	2	3	4
7. 我很少有动机参加必要的体力活动	0	1	2	3	4
8. 我很少有动机参加社会活动	0	1	2	3	4
9. 离开家就限制了我做事的能力	0	1	2	3	4
10. 不能维持长时间的体力活动	0	1	2	3	4
11. 我做决定很困难	0	1	2	3	4
12. 我很少主动去做需要思考的事情	0	1	2	3	4
13. 肌肉感觉无力	0	1	2	3	4
14. 我身体不舒适	0	1	2	3	4
15. 我难以完成一些需要思考的任务	0	1	2	3	4
16. 当需要在家或单位做事时，我不能做	0	1	2	3	4
17. 不能完成要求体力活动的任务	0	1	2	3	4
18. 我的思维慢下来了	0	1	2	3	4
19. 我不能集中精力	0	1	2	3	4
20. 我的体力活动有限	0	1	2	3	4
21. 我经常或长时间需要休息	0	1	2	3	4

三、运动协调及平衡受损

运动协调及平衡受损是一种功能失调症，会影响手的灵活性、身体平衡和动作协调等技能，因此患者常常存在身体协调性差、行动笨拙和手指不灵活等问题。部分动作协调困难的人还存在感觉、触觉、知觉和视觉方面的问题。视神经脊髓炎谱系疾病急性期患者因病变累及脑干可能会出现平衡受损，急性脊髓炎常出现肢体运动障碍，而在恢复期这些遗留的症状会造成生活的不便，甚至影响自理能力。

日常生活中可通过以下简单的锻炼管理运动障碍（图 38）。

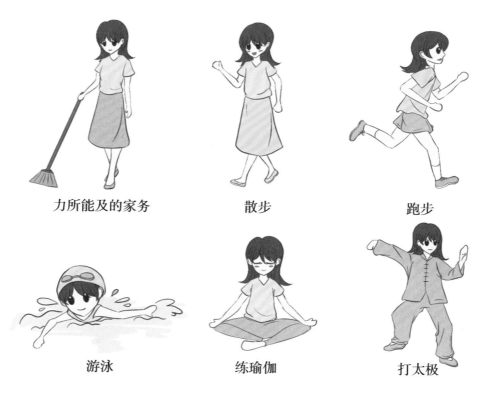

力所能及的家务　　　　　散步　　　　　跑步

游泳　　　　　练瑜伽　　　　　打太极

图 38　通过锻炼管理运动障碍

（1）生活中做力所能及的家务，避免一直躺卧。

（2）在可能的情况下，从缓慢、小幅度的散步或快走运动开始进行锻炼，逐渐增强运动幅度。

（3）根据兴趣爱好及耐受度选择适合自己身体情况的运动类型，如散步、跑步、骑自行车、游泳、练瑜伽、打太极等，宜饭后半小时开始运动，每天2次，每次20～30分钟。

（4）若确定运动有困难则可借助多种辅助工具（如拐杖、步行车、轮椅等）进行运动。

四、视力障碍

病变累及视神经时多表现为单眼或双眼突然或逐渐的视力下降或失明、复视、视野缺损等。以下措施可减少视力障碍对日常生活造成的不便。

（1）佩戴合适度数的眼镜；夏天外出佩戴太阳镜，避免强光刺激。

（2）避免长时间过度用眼，避免在很暗的环境中看较亮的屏幕，包括手机、电脑、电视等。

（3）洗澡时在浴室里增加额外的灯光，借助墙上的把手、洗澡椅、防滑垫保障洗澡安全，预防跌倒。

（4）厨房刀具建议装上刀套，并放在抽屉里，避免割伤手。

（5）选用对比强烈的颜色来布置房间或作为家具、餐具的颜色。例如，在黑色的桌子上摆放白色的餐盘，这样患者可以更清晰地看清楚桌子的轮廓和餐盘的位置。

（6）给常用的物品做上标签。使用不同形状、不同颜色、不同材质的标签来标注常用的物品，以快速、准确地辨识物体。

（7）使用放大的物品，如大按键的手机，大尺寸的电脑显示屏、电视机等。

（8）保持物品的整齐有序，物品相对固定放置。

五、大小便障碍

（一）排尿障碍

排尿障碍是自主神经系统病变的常见症状之一，可表现为尿频、尿急、尿失禁、夜尿症等尿路刺激症状，也可表现为尿不尽、尿线细、尿间断、排尿费力等尿路抑制症状。神经自身免疫病多因神经系统病变导致尿潴留或尿失禁的发生。

1. 尿潴留

当膀胱无法将尿液排干净时，我们称之为"尿潴留"。有些患者会有排尿后没有尿尽的感觉并反复想去厕所。

尿潴留的治疗原则是解除病因、恢复排尿。如果医生怀疑患者有尿潴留，则会要求患者做膀胱超声检查。在患者排尿后利用超声检查膀胱内的残余尿量，如果残余尿量大于 100 mL 则需要接受治疗，早期接受治疗对预防膀胱内感染有重要意义。尿潴留的症状管理方法如下。

（1）药物治疗。常用抗胆碱能药物（酒石酸托特罗定）进行治疗。抗胆碱能药物有口干的副作用，可通过调节药物的剂量来最大限度地缓解症状并降低副作用。

（2）热敷法。热敷耻骨上膀胱区及会阴，对尿潴留时间较短、膀胱充盈不严重的患者常有较好的疗效。

（3）按摩法。顺脐至耻骨联合中点处轻轻按摩，并逐渐加压，可用拇指点按关元穴部位约 1 分钟，并以手掌自上向下轻压膀胱，以助排尿，切忌用力过猛，以免造成膀胱破裂。

（4）间歇性自我导尿法。当无法排尿时，可尝试间歇性自我导尿，即不将导尿管长期留置在患者体内，而是经过尿道将导尿管间歇性地插入患者的膀胱内，在完成导尿工作后立刻拔出导尿管。患者在家可选择清洁间歇导尿的方法。

间歇性自我导尿期间要注意以下事项：

A. 每次导尿时，膀胱容量不超过 500 mL，全天尿量保证在 1 500～2 000 mL。

B. 制订饮水计划。若无特殊禁忌，每日液体入量须控制在 1 500～2 000 mL，一般不超过 2 500 mL。尽可能均匀摄入，避免短时间内暴饮致膀胱过度充盈。于 6:00—20:00 平均分配饮水量，每次不超过 400 mL，入睡前 3 小时尽量避免饮水。可将饮水计划表放置床边，以便参考。

C. 尽量避免饮用茶、咖啡、含酒精饮料等利尿性饮料，尽量避免摄入酸辣等刺激性食物。

D. 口服抑制膀胱痉挛的药物时会有口干的不良反应，其间要避免因此而大量饮水，只需要间断少量饮水湿润口腔即可。

E. 进食或进饮后，及时准确地记录摄水量。每天的出入量须保持平衡，若未能达到目标，需要根据情况做出适当的调整。

F. 做好出入量记录（可参照表 11 格式记录出入量）。

表 11　出入量记录

时间	液体摄入量		尿液排出情况		漏尿情况		排尿压力	备注
××:××	种类	量/mL	自排/mL	导尿/mL	次数	量/mL	有/无	不适症状
7:30	水	150		250				尿液浑浊
8:50	牛奶 + 馒头	250						
11:20				350	1	60	有	膀胱痉挛
……								

（5）在康复医生的指导下，进行科学系统的盆底肌功能锻炼，如凯格尔锻炼法，具体方法为：

A．通过阻止流动中的尿液（在小便时突然憋住）找到盆底肌肉（图39）。

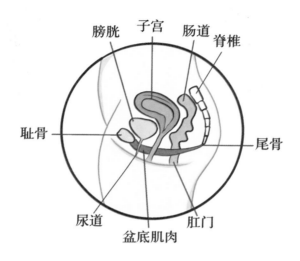

图39　盆底肌解剖位置

B．在开始凯格尔锻炼之前确保膀胱已排空。

C．选择一个舒适的位置，如坐位或平卧位，确保呼吸顺畅，不能屏气。无论是坐在椅子上还是平躺在地板上练习，都必须确保臀、大腿和腹部的肌肉是放松的。如果采取平躺仰卧位练习，应该展平背部，双臂放在身体的两侧，双膝微曲并拢，头部也要放平，避免拉伤颈部肌肉（图40）。

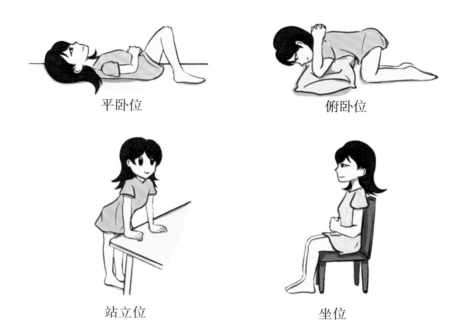

平卧位   俯卧位

站立位   坐位

图 40　盆底肌锻炼姿势

D. 做凯格尔运动：收缩骨盆底肌肉 3 ～ 5 秒，然后放松 10 秒，重复练习 10 次，此为 1 组凯格尔练习，一天做 3 ～ 4 组练习（图 41）。

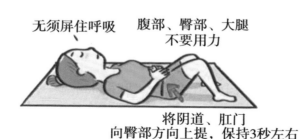

无须屏住呼吸　　腹部、臀部、大腿不要用力

将阴道、肛门向臀部方向上提，保持 3 秒左右

图 41　凯格尔运动方法

（图片来源：https：//www. sohu. com/a/589640740_121118804。）

E. 可适当加大难度，如采用平卧位，双臂放在身体的两侧，抬起臀部进行练习，最好能坚持 10 秒，然后放松 10 秒，重复练习 10 次，此为 1 组练习，每天至少做 5 组练习（图 42）。

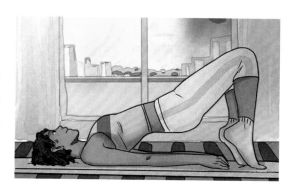

图 42　加强难度的凯格尔运动

（图片来源：http：//p. jingyanben. com/0325/8e4c2969f646c. jpg。）

（6）养成良好的生活习惯以改善症状，具体如下：

A. 适量饮水：每天摄入 1 500～2 000 mL 液体，最好是白开水或加水的果汁。多喝水同时也可以避免尿路感染。

B. 避免喝含有咖啡因的饮料，如浓茶、咖啡、可乐。

C. 养成良好的排尿习惯，不憋尿，防止尿路感染。

D. 养成记排尿日记（表 12）的习惯，跟踪记录刺激排尿的因素。

表 12　24 小时排尿日记

时间	液体摄入量/mL	主要活动	尿急/次	尿失禁/次	排尿次数、量	其他不适
6：00—7：00						
7：00—8：00						
8：00—9：00						
9：00—10：00						
10：00—11：00						
……						
5：00—6：00						

续表 12

时间	液体摄入量/mL	主要活动	尿急/次	尿失禁/次	排尿次数、量	其他不适

24 小时排尿次数：　　　　　　24 小时尿量：

夜尿次数：　　　　　　　　　夜尿量：

24 小时液体摄入量：

注：排尿量可用量杯测量，也可用水瓶初步评估，排尿后估算记录。每次排尿都要记录，夜尿的记录也非常重要

2. 尿失禁

尿失禁包括压力性尿失禁、急迫性尿失禁、充盈性尿失禁、功能性尿失禁，其中压力性尿失禁最为多见。压力性尿失禁（SUI）俗称漏尿、"社交癌"，是指在打喷嚏、咳嗽或运动等腹压增高时出现不自主的尿液自尿道外口漏出的现象。压力性尿失禁在男性极为罕见，高发于 45～55 岁女性。日常生活中应从以下方面注意改善症状。

（1）控制体重：肥胖是女性压力性尿失禁的明确危险因素，减轻体重可改善尿失禁的症状。

（2）盆底肌训练（见本节"尿潴留"相关内容）。

（3）在医生指导下进行药物治疗，如选择 α1 肾上腺素受体激动剂治疗，常用药物为盐酸米多君，用法为口服，每次 2.5 mg，每天 3 次。

（4）在医生指导下进行物理治疗，如生物反馈、电刺激治疗等。

（5）当保守治疗或药物治疗压力性尿失禁效果不满意时，可考虑手术治疗。

（二）排便障碍

排便障碍是指以便秘、大便失禁、自动性排便及排便急迫为主要表现的排便异常，可由神经系统病变引起，也可由消化系统或全身性疾病引起。

便秘是临床上最为常见的排便障碍，其具体表现为：排便次数减少（每周排便次数少于 3 次）、粪便干结或排便困难，当上述症状持续时间超过 6 个月时则称为慢性便秘。便秘会导致胃肠胀气、胀痛，以及疲劳、无力、缺乏食欲等不适。大便失禁是指粪便在直肠肛门时，肛门内、外括约肌处于弛缓状态，大便不能自控，粪便不时地流出。

神经自身免疫病导致的排便障碍多为便秘，以下措施可帮助改善便秘。

（1）可尝试服用乳果糖、麻仁软胶囊、甘油、番泻叶、大黄等药物。

（2）保持规律的饮食，使肠道定期得到刺激，加快肠道蠕动。

（3）每天饮水 1 500～2 000 mL，多进食瓜果、蔬菜等纤维含量高的食物，有助于缓解便秘。

（4）进食酸奶等含益生元的食物，调节肠道菌群。

（5）养成良好的排便习惯。每天在相对固定的时间排便（如早餐后 30 分钟如厕，此时肠道排便信号最强烈），有助于养成规律的排便习惯。排便时间不宜过长，排便时要集中精神，避免看手机、报纸等（图 43）。

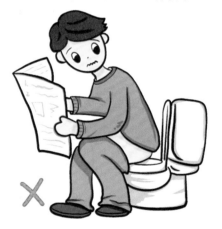

图 43　避免如厕时看报纸、手机等

（6）养成记日志的习惯，跟踪记录那些想去厕所的刺激因素。

（7）每天保持规律性运动，运动会增强肌肉力量，加强肠道收缩，有助于缓解便秘。

（8）选择正确的排便姿势。尽量选择蹲厕，坐马桶时膝盖高于臀部（图44）。

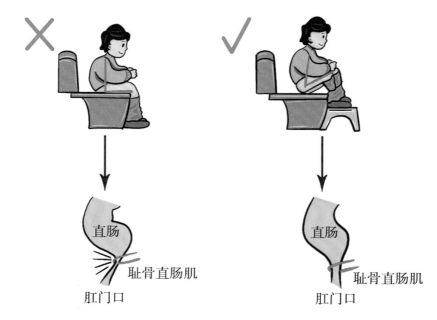

直肠

耻骨直肠肌

肛门口

直肠

耻骨直肠肌

肛门口

图44　正确的排便姿势可促进排便

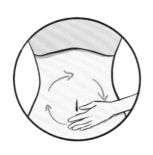

图45　腹部按摩方法

（9）盆底肌功能锻炼，每天3次（见本节"尿潴留"相关内容）。

（10）腹部按摩。采用坐立或平躺的姿势，手掌放在腹部上，顺时针按摩腹部，每次20～30分钟（图45）。

六、睡眠障碍

随着生活节奏的加快和社会压力的增大，睡眠障碍人群日益增多，睡眠障碍成为威胁公众健康的突出问题（图46）。常见的睡眠障碍包括：①失眠；②阻塞性睡眠呼吸暂停、喘鸣；③快速眼动期睡眠行为障碍，出现梦境扮

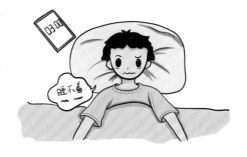

图46　睡眠障碍

演行为——良性的手部动作、暴力挥动手臂、拳打脚踢；④非快速眼动期和快速眼动期均出现异常运动、睡眠结构异常。此外，睡眠障碍还可能表现为入睡困难、熬夜、早醒及睡眠碎片化等类型。

神经自身免疫病患者睡眠障碍发生率高，超过70%的患者存在一种或多种睡眠障碍，约52%的患者晚上入睡需要花 1.5 小时左右，长期的睡眠障碍会导致炎性紊乱，可能导致病情恶化，进而导致疾病进展。

（一）如何判断自己是否存在睡眠障碍

有以下任一情况则存在睡眠障碍：

（1）入睡困难，躺在床上超过 1 小时仍无法入睡。

（2）睡眠不安稳，轻微声响就会被惊醒，并且很难再入睡。

（3）早上醒得早，比正常时间提前 2 小时以上，并且很难再入睡。

（4）睡眠时间不足，一般每天少于 5 小时。

（5）通过睡眠量表评估自己是否有睡眠障碍。例如，匹兹堡睡眠质量指数量表（PSQI），用于评定最近 1 个月的睡眠质量，总分范围为 0～21 分，得分越高，表示睡眠质量越差（表13）。

表 13 匹兹堡睡眠质量指数量表（PSQI）

指导语：下面一些问题是关于您最近 1 个月的睡眠状况，请选择或填写与您近 1 个月实际情况的最符合的答案。请回答下列问题：

1. 近 1 个月，晚上上床睡觉通常是_____点钟
2. 近 1 个月，从上床到入睡通常需要_____分钟
3. 近 1 个月，早上起床时间通常是_____点钟
4. 近 1 个月，每夜实际睡眠时间通常是_____小时（不等于卧床时间）
5. 近 1 个月，您有没有因下列情况而影响睡眠，请从①②③④4 个选项中选 1 项，在下面划"√"：
a. 入睡困难（30 分钟内不能入睡） 　　①无；②不足 1 次/周；③1～2 次/周；　④3 次或以上/周
b. 夜间易醒或早醒 　　①无；②不足 1 次/周；③1～2 次/周；　④3 次或以上/周
c. 夜间去厕所 　　①无；②不足 1 次/周；③1～2 次/周；　④3 次或以上/周
d. 呼吸不畅 　　①无；②不足 1 次/周；③1～2 次/周；　④3 次或以上/周
e. 大声咳嗽或鼾声高 　　①无；②不足 1 次/周；③1～2 次/周；　④3 次或以上/周
f. 感觉冷 　　①无；②不足 1 次/周；③1～2 次/周；　④3 次或以上/周
g. 感觉热 　　①无；②不足 1 次/周；③1～2 次/周；　④3 次或以上/周
h. 做噩梦 　　①无；②不足 1 次/周；③1～2 次/周；　④3 次或以上/周
i. 疼痛不适 　　①无；②不足 1 次/周；③1～2 次/周；　④3 次或以上/周

续表 13

j. 其他影响睡眠的事情（请写明）_____
① 无；②不足 1 次/周；③1 ～ 2 次/周；④3 次或以上/周

6. 近 1 个月您的睡眠质量
①很好；　　②较好；　　　③较差；　　　　④很差

7. 近 1 个月您是否经常使用催眠药物才能入睡
① 无；　　②不足 1 次/周；③1 ～ 2 次/周；④3 次或以上/周

8. 近 1 个月您是否常感到困倦
① 无；　　　②不足 1 次/周；③1 ～ 2 次/周；④3 次或以上/周

9. 近 1 个月您做事时是否精力不足
①没有；　　②偶尔有；　　　③有时有；　　　④经常有

（二）如何改善睡眠质量

为改善睡眠质量，可通过以下要点进行自我调整。

1. 了解最佳的睡眠模式

每晚 10 点左右入睡，睡眠时长 6 ～ 8 个小时，可降低认知功能障碍发生风险。要保证睡眠时长，每天按时就寝，建立良好的睡眠规律。

2. 做好睡眠环境准备

（1）创造一个安静、安全、清洁、舒适的睡眠环境。保持通风和适宜的温度、湿度；选择软硬度适中的床上用品，保持床单清洁、干燥、平整。

（2）睡眠前调暗卧室灯光，将电子设备（如电视、电脑，尤其是手机）远离睡眠区域。必要时，选用轻松、舒缓的轻音乐帮助入睡。

3. 掌握改善睡眠的技巧

（1）晚上避免喝刺激性饮料，如茶、咖啡等。

（2）睡前避免过量饮水，不要吸烟，限制或避免饮酒。

（3）睡前可进食一些坚果、香蕉、温牛奶，以促进睡眠。

（4）白天适当运动，睡前避免高强度锻炼。白天可选择弹力带抗阻训练、太极拳、游泳等锻炼方式。睡前建议做放松训练，先从双手开始，吸气（持续 10 秒）时逐渐握紧拳头，吐气时缓缓放松，借此可感受紧张与放松的感觉；然后再用此方法充分放松头颈部、胸腹及四肢，反复做 8 ～ 10 次，使自己达到精神充分放松的状态。

（5）在日常生活中加强与家属、朋友的感情交流，舒缓紧张情绪，避免心情焦虑不安影响睡眠质量。

4. 心理行为治疗

可在专业人员指导下，通过心理行为治疗进行睡眠压力的管理。

5. 药物治疗

必要时在医生指导下使用药物治疗。

七、认知功能障碍

神经自身免疫病患者会出现与思考、记忆力和注意力相关的问题，即认知功能障碍。认知功能障碍又称认知缺陷，是指与学习、记忆及思维判断有关的大脑高级智能加工过程出现异常，从而引起学习、记忆障碍，并同时伴有失语、失用、失认等改变的病理过程。认知功能障碍会带来难以完成某项特定工作、难以参加群组讨论、理解能力下降及难以做出决定等一系列问题。

（一）如何判断认知功能障碍

在认知功能障碍的系列进展过程中，早期可出现主观认知功能障碍（SCI），即自觉记忆力减退或记忆障碍而没有明确的原因，是一类非常轻度的认知功能减退，仅有自觉的记忆障碍但没有临床神经心理评估和功能障碍的证据。主观认识功能障碍的进一步进展，可能出现轻度认知功能障碍（MCI），此时患者除主观记忆力下降外，还可通过神经心理评估进行认知功能障碍识别及评价。临床用于认知功能评估的工具以量表为主，这里为大家介绍一个简易的认知筛查工具——简易认知评估量表（Mini-Cog）。

简易认知评估量表（Mini-Cog）（表14）是临床上常用的认知功能障碍早期筛查量表，可供患者或家属使用。评估结果判断：可完整回忆3个词得3分，认知功能正常；如果能记住3个词中的1～2个，画钟试验正确则认知功能正常，画钟试验不正确则认知功能缺损；如果3个词都不能回忆，则认知功能障碍，应尽快到当地医院记忆门诊做进一步的诊治。

表14 简易认知评估量表（Mini-Cog）

项 目
1. 现在我要说3样东西的名称，在我讲完后，请您重复1遍。请您记住这3样东西，因为几分钟后要再问您的。（请仔细说清楚，每1秒说1样东西）。 "皮球""国旗""树木" 请您把3样东西说1遍（不记分）：_____、_____、_____。
2. 请您在此处画1个钟表，填上所有的数字并指示出8点20分。（须同时满足3个条件则为正确：轮廓表面必须是个圆；12个数字没有漏掉且位置正确；两个指针指向正确的时间。）
3. 刚才我让您记住的那3样东西：_____、_____、_____。 （每对1个记1分，不对不记分）

（二）如何处理认知功能障碍

（1）寻求医生帮助，必要时可使用药物改善症状。

（2）采取健康生活方式：均衡饮食、适当活动、充足睡眠、适当社交活动、戒烟、限酒、控制体重等。

（3）养成记录的习惯，设置日程表。随身携带笔记本，记下日常安排等重要信息。

（4）使用标签提醒：在房间门口、餐厨和抽屉上用文字或图画做好标记，以表明里面存放的东西。在电话机旁边备重要电话号码的记录等。

（5）尝试通过一些有趣的小游戏来锻炼记忆力、思考力。

（6）在专业康复治疗师的指导下进行康复训练。

（7）让自己静下来，可以在一天中抽出半小时进行思绪的整理。

（8）若认知功能障碍影响到日常生活活动能力，需要做好安全护理，如使用身份识别卡（识别卡上标明联系人、电话号码和家庭地址）预防患者走失，预防跌倒，加强危险物品管理。

八、吞咽功能障碍

俗话说"民以食为天，食以安为先"。吞咽本身是一个复杂的过程，吞咽功能障碍即进食困难，是指不能把食物或水安全有效地由口送到胃。有少部分神经自身免疫病患者有此症状，主要表现包括：①咀嚼困难；②食物卡在喉咙难以咽下；③感觉食物在食管中下降速度很慢；④进食后食物或液体反流；⑤进食时或进食后出现咳嗽；⑥唾液异常增多。（图47）

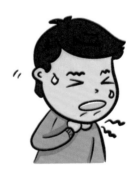

图47　吞咽功能障碍表现

1. 如何识别自己是否有吞咽功能障碍

我们推荐使用 EAT-10 进食评估问卷调查（表 15）进行自评。该量表由 10 个问题组成，包括各种吞咽障碍症状、临床特点、心理感受、社交影响等，每个问题分为 5 个等级：没有（0 分）、轻度（1 分）、中度（2 分）、重度（3 分）、严重（4 分）。

表 15　EAT-10 进食评估问卷调查

内容	没有障碍————→严重障碍				
1. 我的吞咽问题已经使我体重减轻	0	1	2	3	4
2. 我的吞咽问题影响到我在外就餐	0	1	2	3	4
3. 吞咽液体费力	0	1	2	3	4
4. 吞咽固体食物费力	0	1	2	3	4
5. 吞咽药片（丸）费力	0	1	2	3	4
6. 吞咽时有疼痛	0	1	2	3	4
7. 我的吞咽问题影响到我享用食物时的快感	0	1	2	3	4
8. 我吞咽时有食物卡在喉咙里的感觉	0	1	2	3	4
9. 我吃东西时会咳嗽	0	1	2	3	4
10. 我吞咽时感到紧张	0	1	2	3	4
总分					

总分大于等于 3 分为异常，表示可能存在吞咽效率和安全方面的问题，须到医院做进一步的吞咽检查和/或治疗

2. 吞咽功能障碍管理要点有哪些

（1）进食环境要安静，避免边吃边说话，避免电视机或者手

机等的干扰。

（2）选择正确的进食体位，保持良好的姿势，最好坐位进食，进食后不要立即躺下，应保持该体位至少30分钟。

（3）存在吞咽功能障碍时，应在医生和护士的指导下选择合适的食物，包括食物的种类、性状、一口量等。

（4）进食时应放松，这样可以使肌肉更好地工作。

（5）进食时要细嚼慢咽，不要吃得太快。

3. 如何调配吞咽功能障碍患者的食物

（1）硬的变软：将硬的食物搅碎，以便其咀嚼和吞咽，比如将苹果、土豆做成苹果泥、土豆泥等。

（2）稀的增稠：在液体（如水、果汁、牛奶等）中加入食品增稠剂，以增加液体的黏稠度，降低食物在咽和食管中流动的速度。

（3）避免固体和液体混合在一起食用，避免选择容易液固分相的食物，如汤泡饭等。

（4）食物均质、顺滑：尽量避免食用蛋黄、面包、饼干、糯米团等容易松散、黏性较大或流动性较强的食物（图48）。

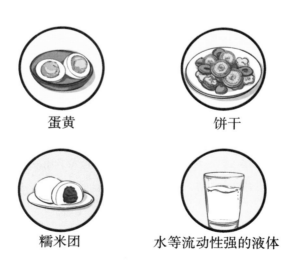

蛋黄　　　　　　　　　　饼干

糯米团　　　　　水等流动性强的液体

图48　吞咽功能障碍患者应避免选择的食物

4. 吞咽功能障碍患者喂食流程是什么

（1）喂食环境安静，避免干扰。喂食应在患者意识清楚、精神状态好、可以配合的情况下进行。

（2）喂食前排净痰液，需要时佩戴假牙。

（3）喂食体位：喂食时患者保持坐位，不能坐起时尽量摇高床头。

（4）喂食时，喂食者与患者尽量处于同一水平位置，以便喂食过程中观察患者咳嗽、呼吸、脸色等情况（图49）。若出现呛咳、窒息应立即停止喂食。

（5）喂食速度：用汤匙慢慢喂食，确保患者完全吞咽，口腔内无残留后再喂第二口。

（6）喂食后，替患者擦嘴，同时做好口腔清洁或假牙清洗。

（7）进食后患者保持坐位或半坐卧位至少30分钟。

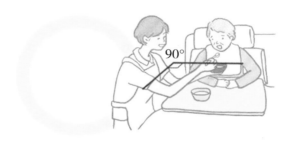

图49　喂食姿势示意

（图片来源：https：//m. thepaper. cn/newsDetail_forward_13925402。）

5. 进食途中若发生误吸如何处理

吞咽功能障碍的患者在进食时比一般人更容易出现误吸，误吸时表现为进食中或进食后呛咳，吞咽中或吞咽后嗓音改变，口鼻腔有食物残渣，严重者可出现窒息。出现窒息时可采用海姆立克法进行急救。

（1）若患者意识尚清醒，可采用立位或坐位，急救者站在患者身后，双臂环抱患者，一手握拳，使拇指掌关节突出点顶住患者腹部正中脐上部分，另一只手的手掌压在拳头上，连续快速向内、向上推压冲击6～10次，直至异物被排出（图50）。

（2）若患者出现昏迷，呼之不应，急救者骑跨在患者髋部，按上法推压冲击脐上部位；如果无效，隔几秒后，可重复操作一次，造成人为的咳嗽，使堵塞的食物团块冲出呼吸道（图51）。

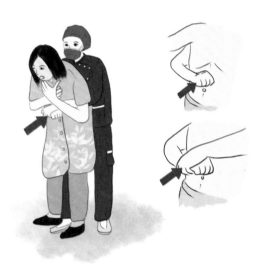

成人互救法

（1）施救者站与患者身后，使患者两腿分开，施救者的腿放在患者两腿中间，固定患者。

（2）施救者上身前倾，双手环抱患者胸前，找到肚脐，一手握成拳头，拳眼朝内，放在肚脐两横指处，另一只手覆盖在拳头上。

（3）用力向上向内冲击腹部，直至异物排出。

（4）此方法适用于可以站立的患者。

图50　对清醒患者采用海姆立克法抢救

（图片来源：https：//baijiahao. baidu. com/s？ id = 1736978619814220899&wfr = spider&for = pc。）

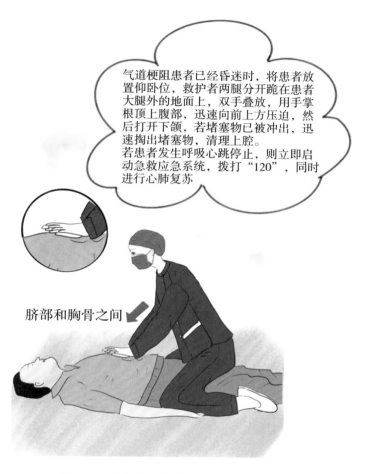

气道梗阻患者已经昏迷时，将患者放置仰卧位，救护者两腿分开跪在患者大腿外的地面上，双手叠放，用手掌根顶上腹部，迅速向前上方压迫，然后打开下颌，若堵塞物已被冲出，迅速掏出堵塞物，清理上腔。
若患者发生呼吸心跳停止，则立即启动急救应急系统，拨打"120"，同时进行心肺复苏

脐部和胸骨之间

图51　对昏迷患者施行海姆立克法抢救

（图片来源：https：//baijiahao. baidu. com/s？id＝17369786198142220899&wfr＝spider&for＝pc。）

九、言语功能障碍

　　神经自身免疫病的言语障碍的发生率不高，可能在某天突然出现、随后消失，也可能在疾病复发的时候出现，但通常症状较轻微，主要表现为：①口齿不清或语速变慢；②音量变低；③词与词之间停顿时间长；④难以找到合适的词语表达自己的意思

（图52）。有言语功能障碍的患者应咨询医护人员，找到言语功能障碍的原因（如肌肉僵硬或痉挛）。此外，医护人员会提供加强特定肌肉力量的练习方法，通过改善下巴、舌头或嘴唇的运动方式以减轻或克服言语功能障碍，或教患者使用更简单的方式进行表达。

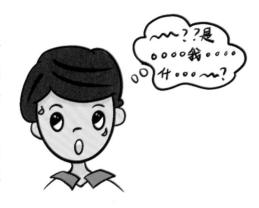

图52　言语功能障碍表现

言语功能障碍的管理要点包括：

（1）说话环境保持安静，降低干扰。

（2）说话过程中可尝试使用肢体语言辅助交流。

（3）觉得说话困难时，可使用电子设备来表达想法或者需求。

（4）说话时给自己充足的时间，找到合适的词语。

（5）学会记录，想不起来的词先记录下来，过段时间再回想。

十、性功能障碍

多发性硬化和视神经脊髓炎谱系疾病患者可能因疾病导致脊髓损伤，出现性功能障碍。性功能障碍是指在正常性生活中任意环节出现异常，导致夫妻一方或双方无法从性生活中获得满足。性功能障碍与器质性病变、精神心理等多因素相关，可使日常生活或社会功能受到影响，生活质量下降。男性和女性的性功能障碍表现有差异，需要针对个人情况进行针对性治疗，必要时咨询专科医生。

十一、情绪障碍

情绪障碍是神经自身免疫病最常见的临床症状之一。神经自身免疫病会影响某些特定的神经信号的传导，从而导致情绪的变化。此外，神经自身免疫病是一种慢性病，患者在面对生理的病痛、疾病的复发及对未来的未知时，可能会产生悲观、失落、沮丧、恐惧、焦虑、抑郁等情绪。

对于可能会面临的情绪障碍，建议寻求他人帮助。具体的管理要点包括：

（1）接纳自己的情绪。人在生病时产生消极情绪是非常正常的，接纳自己的情绪是做好情绪管理的第一步。

（2）树立信心。目前国内有对神经自身免疫病诊疗水平很高的医疗中心，可以对疾病进行全面诊断和治疗。随着多种药物的研发，减少复发已经成为可能。此外，国内有各类疾病的患者组织，可以帮患者认识病友，分享各自的心得。

（3）寻找产生消极情绪的根本原因，对症处理。

（4）寻求家人、朋友的帮助。

（5）心理咨询。当情绪通过各种常规方法无法化解的时候，可以寻求专业心理医生的帮助。

常用的情绪调节方法详见本章第八节相关内容。

（阮恒芳　刘萍）

第三节 神经自身免疫病患者如何开展康复锻炼

谢谢沈医生的解答，我对症状管理有了更清晰的了解。那针对神经自身免疫病来说，是不是做好症状管理就可以了？

我们上面说到的症状管理是最基本的，但康复锻炼也同样重要。下面我为大家介绍一下康复锻炼的相关内容。

一、康复锻炼的必要性

神经自身免疫病患者大多数合并有疲乏症状，有时会感觉浑身乏力，还可能伴随肢体协调性、平衡感下降，记忆力减退等临床表现，这可能与治疗性应用糖皮质激素导致骨质疏松和情绪变化有关。此外，神经自身免疫病的病程长，患者缺乏锻炼等也可能引起肌肉和骨质量的损失。同时，患者的中枢神经系统功能障碍程度不断加重，可出现力量、感觉、协调、平衡、视觉、认知及情感等障碍，这些都可能导致活动能力下降（图53）。

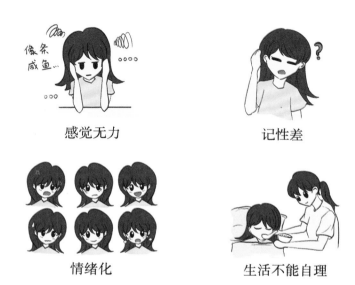

图53　神经自身免疫病患者部分症状

　　康复是指综合地、协调地应用医学、教育、社会、职业的各种方法，使病、伤、残者已经丧失的功能尽快、尽最大可能地得到恢复和重建；其目的是改善运动能力、增强肌肉力量，从而改善功能障碍，同时可以调节情绪、提高日常生活活动能力及生活质量（图54）。

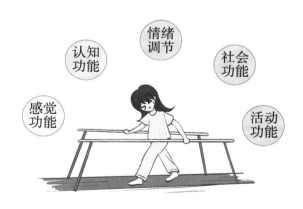

图 54　康复锻炼的作用

因此，神经自身免疫病患者进行康复锻炼是很有必要的。

二、哪些人需要进行康复锻炼

神经自身免疫病患者是否都需要进行康复锻炼？没有出现肢体功能障碍是否就不需要进行康复锻炼？什么时候开始康复锻炼？事实上，患者确诊后就可以在治疗医生和康复医生指导下根据病情制订康复计划了。研究结果表明，早期进行康复锻炼，能改善患者疲劳，提高其肌力、耐力、平衡和协调能力，使其更好、更快地恢复功能，进而优化生活质量、促进健康、提高日常生活活动能力。因此，神经自身免疫病患者一旦确诊，就可制订个性化康复方案进行康复锻炼。

三、康复锻炼的方法

康复锻炼的方法包括物理疗法、作业疗法、力量练习、耐力训练、抗阻训练、拉伸治疗、经皮神经电刺激、振动治疗、针灸、心理干预、特异性的康复计划（如远程康复、疲劳管理）等（图55）。

神经自身免疫病患者的康复锻炼方法主要包括物理疗法和作业疗法，具体内容如下。

（1）物理疗法。物理疗法包括上下肢关节活动度训练、上下肢运动功能训练、姿势与平衡训练、步行训练等。具体训练项目包括早期负重训练、辅助下重心转移、四点支撑、两点支撑、上下楼梯等，还可采用关节松动技术中的分离、牵引和滑动手法从肢体远端开始进行各个大关节的分离、牵引和滑动运动。训练时间及频率为每日1次，每次30分钟。

（2）作业疗法。作业疗法包括上肢精细动作训练及提高日常生活活动能力的训练，如梳洗、进食、穿衣、洗澡及如厕等。训练时间及频率为每日 1 次，每次 30 分钟。

以上康复锻炼方法应在专业康复治疗师或医务人员指导下进行。

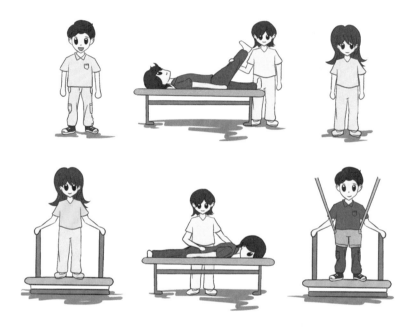

图 55　康复锻炼的方法

四、康复锻炼的注意事项

神经自身免疫病患者康复锻炼的注意事项见表 16。

表 16　康复锻炼注意事项

注意要点	具体注意事项
时间	·早晨：其他治疗前半小时 ·下午：午睡后 1 小时、饭后 1 小时 ·晚上：最好不进行康复锻炼，以免引起兴奋而失眠
部位	重点锻炼容易变形的关节或已有变形的关节
运动量	每个动作每次重复 5 遍，逐日增加
范围	在关节正常活动范围内进行，若出现疼痛不要勉强
动作	·缓慢、轻柔、稳健、有节律，寻找适合自己的康复锻炼方式 ·注意安全，循序渐进，逐渐增加运动量

　　此外，每个人的病情不一样，康复锻炼的目标也会不同。可根据自己的情况，在康复治疗师的指导下，制订适合自己的康复锻炼目标。每天记录康复锻炼完成的内容、次数，从而提高锻炼的依从性和效果。可参照表 17 的格式进行自我记录。

表 17　目标康复日记

日期	锻炼项目	锻炼频次	锻炼时间	是否达到目标
07：00	上肢关节运动训练			
09：00	下肢关节运动训练			
09：45	步行训练			
14：35	上下楼梯			
15：00	抗阻运动			
16：00	日常生活能力训练			

（沈利平）

第四节 神经自身免疫病患者如何识别及预防复发

我们说过神经自身免疫病需要长期甚至终身的治疗和康复，同时神经自身免疫病存在复发的风险，因此出院后要注意预防复发的相关事项。

出院后应该怎么判断是否复发了呢？哪些因素会导致复发？我又应该注意哪些方面来预防复发？

本节就为大家介绍预防神经自身免疫病复发相关内容及注意事项。

高复发率是神经自身免疫病（尤其是多发性硬化和视神经脊髓炎谱系疾病）的主要特征之一。患者通常会经历疾病复发—缓解的自然病程，每次复发的出现都可能导致神经功能障碍的累积，从而使临床症状加重。因此，在疾病的自我健康管理中，需要重点预防复发事件的出现。本节将为大家介绍复发相关的内容，以帮助大家正确识别、预防及应对复发。

一、什么是复发

复发是指突然出现新的症状或原有的症状再次出现或加重，之后这些症状又好转（缓解）的情况。通常把复发持续的时间称为复发期，复发期不固定，可能为几天至几个月。

通常把复发称为发作、急性加重。在复发期，身体会尽最大可能地修复髓鞘，因此，复发期过后症状会好转或完全消退，这时就进入了缓解期，但可能仍会残留一些症状或功能障碍（图56）。

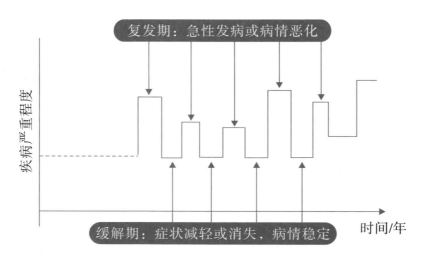

图56　疾病进展中复发期与缓解期疾病严重程度对比

二、为什么会出现复发

出现复发表明病情正在变得更为活跃，"犯糊涂"的免疫系统正在攻击中枢神经，导致神经纤维外面包裹的髓鞘受到损伤，产生炎症。因其影响了神经信号的正常传递，于是产生了相关的复发症状（图57）。

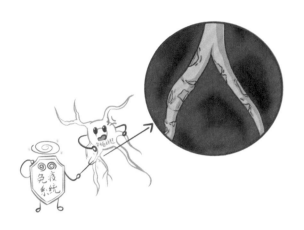

图 57 复发的病理机制

小 贴 士

复发可能是多种因素共同作用的结果表现，频繁的复发意味着可能发生疾病进展或既往治疗的失效，需要及时就诊。复发造成的不良影响见图58。

①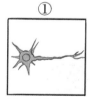

②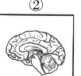

③

④

⑤

神经纤维髓鞘再生减少，修复失败风险增加

脑容量减少，认知障碍风险增加

残疾进展风险增加

忍受复发症状的痛苦

既往治疗可能失效

图 58 复发造成的不良影响

三、复发有哪些表现

（一）出现哪些症状需要注意复发问题呢

出现新的症状或原有的症状逐渐加重并有进展迹象，尤其症状在两个以上且继续增多时，需要警惕是否有复发的征兆。常见的症状包括：肢体僵硬或痉挛、视力急剧下降、四肢无力（行走困难）、语言表达不清、平衡障碍、严重尿潴留、神经性疼痛、注意力和记忆力下降等（图59）。因多发性硬化和视神经脊髓炎谱系疾病病灶部位各异，在不同患者身上的表现也各不相同，在复发的识别中，除了上述常见症状之外，也可能出现其他多种多样的表现。对于复发的判断，患者注意把握两个原则：①有新症状出现；②原有症状加重。通过以上原则可初步筛查是否复发。

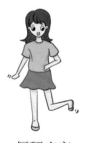
僵硬痉挛

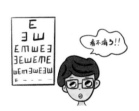
视力急剧下降

四肢无力
（如腿部无力，行走困难）

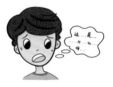
语言障碍

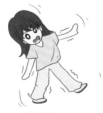
平衡障碍

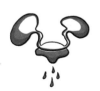
严重尿潴留

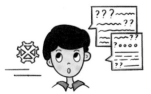
注意力和记忆力障碍

剧烈神经性疼痛

图59　复发常见症状

（二）如何识别真假复发

在多发性硬化和视神经脊髓炎谱系疾病的管理中，我们经常会遇到一些问题，例如，在炎炎夏日中可能偶尔出现手脚麻木，但过段时间又消失了，这就是需要鉴别的假性复发。

1. 哪些情况可能不是真正的复发

有时候患者对症状的感受非常真切，但可能并非真正出现了复发，这就是我们所说的假性复发。

假性复发：通常由某些因素（如发热、环境温度升高、疲劳或缺乏睡眠、压力、感染、女性生理期等）触发所致，如果触发因素消失，症状也会消退。

假性复发的特点：①持续时间不会太长，通常少于 24 小时；②可能在较短的时间内（如 1 周或 1 个月之内）多次复发；③通常会出现原有的症状，或现有症状加重，而不会出现新的症状。

小　贴　士

假性复发不会造成持续的损伤，除了消除引起假性复发的诱因外，无须其他治疗。

---

2. 假性复发和真正复发如何鉴别

在日常自我健康管理中，可以通过以下几个方面鉴别真假复发。假性复发与真正复发的对比见表 18。

表18　假性复发与真正复发的对比

内容	假性复发	真正复发
诱因	通常存在如感染、压力、疲劳或其他导致体温升高的因素等	可能没有
持续时间	<24 小时	几天至几个月
新症状、体征	无新症状或仅为原症状或现有症状加重	可能出现
影像学病灶	无	一般存在
治疗	去除诱因，无须其他治疗	对症处理＋糖皮质激素等，并考虑转换治疗药物（选择高效药物）

如果出现新的症状，可能是真正复发，请及时就诊。

四、如何应对复发

一次复发可能持续几天到几个月，大多数患者会在 1 个月内恢复。如果使用药物合适，能加快恢复。

出现的症状取决于神经系统受到免疫系统攻击的部位。例如，脊髓受到攻击时，行走能力或尿便功能会受到影响；视神经受到攻击时，视力会受到影响。

中枢神经系统具有自我修复能力，疾病早期阶段，新生髓鞘覆盖损伤的神经，症状可完全或部分消失，但随着时间推移，修复能力不足以恢复受损的神经，导致症状残留和残疾进展。

如果出现了复发症状，根据《多发性硬化诊断和治疗中国专家共识（2018 版）》建议，应对方式包括以下 3 点：

（1）症状轻微者无须治疗，一般休息或对症处理后即可缓解。

（2）有客观的神经缺损证据的功能残疾症状（如视力下降、运动障碍）等需要治疗。

（3）需要注意的是，并不是所有患者的症状都是相似的，当个人症状与共识中的症状不吻合的时候，应及时就医。

如果出现身体不适，怀疑是疾病复发，则需要尽快咨询医生或护士。医护人员会从以下角度判断是否为复发：①症状持续至少24小时；②没有发热或感染性疾病；③离上一次疾病复发的间隔超过30天；④排除其他原因（如药物不良反应等）引起的不适。

若出现复发需要完整记录每次复发时的具体信息，包括出现的时间、具体症状、有无诱因、是否出现新发症状、持续时间、严重程度、对日常生活的影响等（可自制症状记录表格或卡片，症状记录表格内容见第三章第二节图36）。这不仅可以帮助患者更好地了解病情变化，也便于医生或护士准确了解患者的疾病进展。

小 贴 士

一些看似不起眼的症状同样需要密切关注，以免症状逐步叠加，最终对日常生活产生巨大影响。

五、从哪些方面可以预防复发

知己知彼，百战不殆。了解哪些因素可能增加复发的风险，才能积极做好应对。复发虽然没有明确的诱因，但感染、劳累、情绪波动、未接受规范化治疗等因素会增加复发的可能性，生活中需要注意避免（图60）。

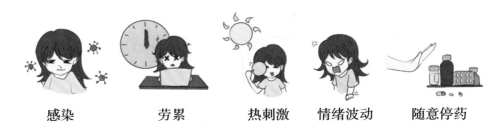

感染　　　　劳累　　　　热刺激　　情绪波动　　随意停药

图60　可能引起复发的相关因素

此外，保持健康的生活习惯，戒烟、适度锻炼、规律作息、健康饮食等，均有助于降低复发的风险（图61）。

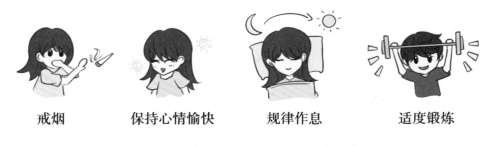

戒烟　　　保持心情愉快　　　规律作息　　　适度锻炼

图61　保持健康生活方式，预防复发

神经自身免疫病因本身的特殊性导致其具有高复发的特点，我们可以通过积极避免诱发因素、早期识别、早期治疗等多种途径，最大限度地降低复发带来的不良影响，与疾病和谐相处。

（樊萍）

第五节   神经自身免疫病患者如何进行随访与自我监测

沈医生，出院后没有复发，是不是就不需要再来医院了？

神经自身免疫病患者出院后需要定期复查、随访。

我的症状已经好转了，也没有复发表现，还需要查什么？

这也是大多数神经自身免疫病患者所疑惑的。接下来就让我们一起了解随访相关的内容。

一、为何要进行定期随访及监测

神经自身免疫病作为一种进展性疾病，常表现为复发和缓解交替出现。缓解期虽通常无明显新发症状，但并非无进展，这种无声无息的进展往往很难被察觉，且可能导致功能障碍的不断累积（图62），因此，全程管理对于神经自身免疫病患者尤为重要，其中，定期随访及监测是须认真对待的终身必修课。

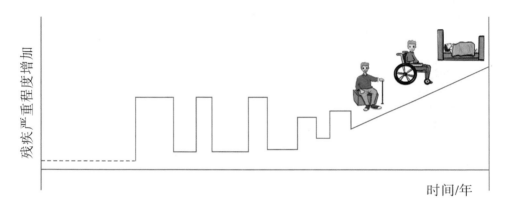

图62　时间与神经自身免疫病的进展关系

作为一种慢性疾病，神经自身免疫病起病年龄早（24～40岁）、带病时间长、症状复杂，可能导致躯体活动及认知功能（注意力、记忆力等）障碍，影响就业及社会活动。因此，定期随访及监测对充分了解自身身体状况、积极应对疾病意义重大（表19、图63）。

表 19　　规律随访及监测的益处

规律随访及监测的益处	了解疾病活动情况并监测缓解期用药的疗效
	及早发现病情变化并及时调整治疗策略
	了解药物的不良反应，避免/减轻不良反应的影响
	加强共病的筛查及管理，如抑郁、焦虑、高血压、高血脂、糖尿病等
	及时处理问题，最大限度控制疾病进展

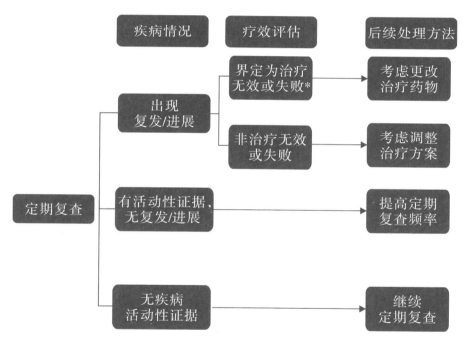

　＊若疾病出现频繁复发或恶化（1 年超过 3 次），扩展残疾状态量表评分 1 年内增加不低于 1 分或颅内活动病变数量明显增加，界定为治疗无效或失败。

图 63　定期复查时不同疾病情况对应的处理方法

二、如何进行定期随访与监测

2019 年公布的《多发性硬化脑健康护理质量标准国际共识》建议，多发性硬化患者应在每 6 ~ 12 个月进行 1 次复查。综合国内外相关文献及书籍，对神经自身免疫病患者的定期随访与监测建议如下。

（1）每 6 个月进行 1 次随访，进行临床评估，评估内容包括总体功能状态、现行药物使用情况（疗效、副作用）、健康生活方式、并发症状筛查及治疗（图 64）。

（2）每年完成 MRI 监测。

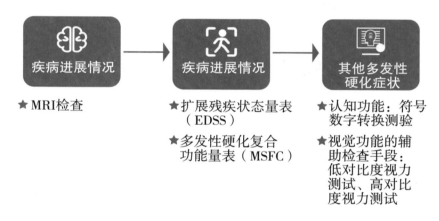

图 64　神经自身免疫病患者定期随访内容

随访的具体评估内容如下。

1. MRI

MRI 可以监测疾病进展情况，能提供比症状多 8 ~ 10 倍的活动度信息。近年来，多种 MRI 新技术逐渐被应用于神经自身免疫病，复查时也可以选择。虽然常规 MRI 在分析病灶时较为敏感，但仍缺乏特异性，MRI 新技术在解释特异征象、监测疗效等方面均取得了很大的进展（图 65）。

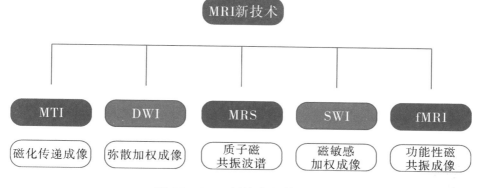

图65　MRI 新技术具体内容

2. 总体功能状态

评估总体功能状态的量表包括扩展残疾状态量表（EDSS）、多发性硬化复合功能量表（MSFC）。

3. 常见症状的检测

常见症状的检测包括符号数字转换测验（SDMT）和视力测试。其中，视力测试有高对比度测试（Snellen 视力表，图66）和低对比度测试（Pelli-Robson 字母表，图67）两种。

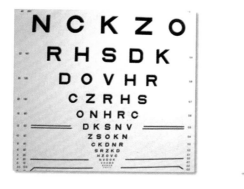

图66　Snellen 表

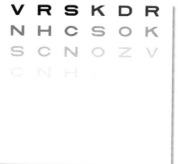

图67　Pelli-Robson 字母表

（樊萍）

第六节　神经自身免疫病患者如何建立健康生活方式

　　沈医生，我出院后除了定期随访，还有其他需要注意的吗？

　　神经自身免疫病患者建立健康生活方式也特别重要。

　　健康生活方式是指早睡、早起、不抽烟、不喝酒吗？

　　健康生活方式的内涵特别广，你提到的只是其中几个方面。接下来就让我为大家详细介绍一下神经自身免疫病患者的健康生活方式。

一、生活方式与神经自身免疫病有何关系

（一）生活方式与疾病的关系

人们的生活方式、行为习惯与健康紧密相连。现代医学证明，在疾病发生的相关因素中，环境因素约占 17%，保健服务制度因素占 10%，而生活方式及行为因素占比高达 48%（图 68）。正确、健康的生活方式是保证健康的基础，不健康的生活方式则是疾病发生的主要原因，对人的身心健康产生严重危害。改变不良生活习惯和方式、控制不良行为风险可以有效延缓疾病进展速度。

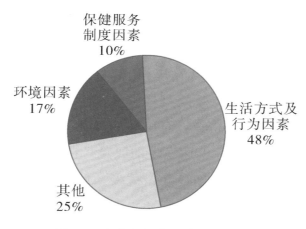

图68　疾病各相关因素所占比例

（二）生活方式与神经自身免疫病的关系

神经自身免疫病是由机体免疫系统功能异常导致机体正常免疫系统过度应答而引发的自身免疫性疾病，本质上是一种免疫失衡和紊乱。建立良好的生活方式，可以使机体免疫功能维持平衡状态，从而降低疾病的复发率，提高生活质量。

二、健康生活方式有哪些

(一) 保持稳定、平和的心态

情绪与人体免疫力密切相关，精神愉悦是保障免疫系统功能正常的关键因素。若机体长期处于负面情绪中，会使体内环境失衡，导致内分泌紊乱，造成身体免疫力下降，增加疾病的发生率。因此，应合理调节和控制自己的情绪，如自我鼓励、找朋友和家人倾诉，必要时可以寻求专业心理咨询。

(二) 养成规律作息习惯，注意适当休息

睡眠占人一生 1/3 的时间，是恢复体能最有效的方法之一，具有促进身体各组织器官的生长发育和免疫修复、保护神经系统等作用。大量研究提示，睡眠质量与免疫功能之间存在很强的相关性。在正常生理状态下，睡眠可增强免疫反应，大多数免疫细胞在夜间的免疫反应达到高峰；而长期的睡眠限制和紊乱则会增加与免疫相关的炎症介导性疾病发生的风险。在睡眠剥夺的情况下，外周循环中炎症标志物水平升高，免疫系统的反应能力减弱，因而免疫损害风险增加。睡眠障碍在免疫性疾病的发生发展中扮演着危险因素和临床症状双重角色，可见良好的睡眠在疾病进程中起着不可忽视的作用。

建议每晚 10—11 点睡觉，最好不超过晚上 12 点。中午可以小睡片刻，以改善疲劳、夜间睡眠不足和认知功能下降等状况。表20 所示是美国国家睡眠基金会推荐的睡眠时间。

表 20　美国国家睡眠基金会建议睡眠时间

年龄分层	建议每天睡眠时间
初生婴儿（0—3 月龄）	14 ～ 17 小时
婴儿（4—11 月龄）	12 ～ 15 小时
幼儿（1—2 岁）	11 ～ 14 小时
学龄前儿童（3—5 岁）	10 ～ 13 小时
学龄儿童（6—13 岁）	9 ～ 11 小时
青少年（14—17 岁）	8 ～ 10 小时
青年人（18—25 岁）	7 ～ 9 小时
成年人（26—64 岁）	7 ～ 9 小时
老年人（65 岁及以上）	7 ～ 8 小时

另外，工作不宜过度劳累、避免久坐。每工作 1 小时就适当活动一下，不仅可以加强运动，还能有效缓解便秘。

（三）合理饮食

饮食上要注意选择清淡、易消化的食物，摄入充足的优质蛋白质，多吃新鲜水果及蔬菜，补充维生素 D；减少在外就餐次数。详见本章第七节相关内容。

（四）戒烟戒酒

吸烟会导致血液中尼古丁含量增高，从而引起血管的痉挛，导致局部器官短暂性缺氧，尤其是呼吸道和内脏器官的氧气含量减少，抑制免疫系统。烟草烟雾中的其他化合物会引起炎症，可能导致神经免疫功能降低，使机体抗病能力减弱。此外，香烟的某些成分对中枢神经系统有直接毒性作用，如其中的氰化物可导致髓鞘损伤。过量饮酒使体内某些抗病毒物质含量下降，一些易引起炎症的物质含量随之上升。

因此，吸烟饮酒不仅是导致神经自身免疫病的高风险因素，还可能限制疾病治疗药物的疗效，对病程进展产生不利影响。

（五）适量运动

运动对每个人而言都不可或缺，适量的运动可促进机体分解代谢，下调促炎性细胞因子合成，调节炎性反应，从而影响机体免疫力。研究发现，阳光下有氧运动不仅能提高维生素 D 水平，降低多发性硬化发病率，而且能够通过影响机体白细胞介素－10（IL-10）、肿瘤坏死因子 α（TNF-α）和调节性 T（Treg）细胞水平，抑制细胞免疫反应，发挥抗炎作用。这表明适当的户外活动可增强机体免疫力。同时，运动还有助于改善膀胱直肠功能障碍、乏力、抑郁等症状，改善患者的整体健康状态。不运动或者运动量过少都可能增加罹患心脏病、肌肉失用性萎缩、静脉血栓等的风险。运动时尽量根据自身状况选择适当强度的有氧运动，具体内容如图69所示。

（1）游泳。在肌力允许的情况下，游泳是一种很好的运动方式，有助于患者恢复肌力。但应注意游泳安全，下水前做

运动方式：
如步行、慢跑、骑车、游泳等

运动强度：
感觉轻松至稍费力

运动持续时间：
20～30分钟

运动频率：
每周3～5次

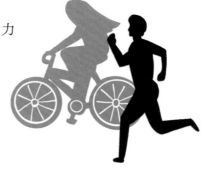

图69　有氧运动具体内容

好热身运动，防止游泳时出现抽筋等情况。同时，游泳时要注意水温，水温以保持在 26～28 ℃为宜。

（2）瑜伽。瑜伽能预防和治疗各种身心相关的疾病，调节身心系统，改善血液环境，促进内分泌平衡。最重要的是，瑜伽不仅能减轻烦恼，达到修身养性的目的，还能提高免疫力、集中注意力。但对于一些高难度动作应量力而行，避免造成损伤。

（3）对于各方面条件受限的患者，如居住环境不佳、长期居家等，也应进行适当的活动，避免久坐、长期卧床。此类患者可以做些力所能及的家务，如简单的整理家居、摆放碗筷等，有助于肌肉的活动；也可以在室内进行舒缓的运动，如瑜伽、太极、广播操、拉伸等，以促进康复。而对于躯体功能受限的患者，家属应注意协助患者进行被动运动，以维持关节的正常功能。

（六）培养个人兴趣爱好

太大的压力会扰乱我们的免疫系统，个人兴趣爱好有助于提高信心和减轻压力，对于防治亚健康、缓解压力、提高身心素质具有重要的实践意义，如唱歌、跳舞、听书、绘画、书法等都是不错的方式。

（七）积极参加健康有益的文体活动和社会活动

积极参加单位、学校或社区组织的健康有益的文体或社会实践活动。

（八）避免长时间使用电子产品

既往有视神经炎发作、遗留有视力受损的患者，需要控制使用电子产品的时间，避免加重近视、老花、视疲劳等症状。

（九）定期体检和随访

若有不适随时就诊。

（十）其他

注意保暖，适时增添衣服预防感冒；尽量避免预防接种，若有必须接种的疫苗，需要与医生联系沟通；避免使用温度过高的热水洗澡、强烈阳光下高温暴晒，以免引起感觉异常，造成一过性的症状加重。

健康生活方式内容如图70所示。

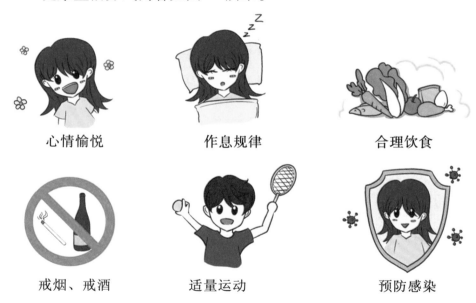

| 心情愉悦 | 作息规律 | 合理饮食 |

| 戒烟、戒酒 | 适量运动 | 预防感染 |

图70　健康生活方式内容

（李慧娟　廖海芬）

第七节 神经自身免疫病患者如何科学饮食及营养搭配

出院后小勉和小艺在学校食堂相遇。

你刚出院就吃大鱼大肉，这样饮食可不合理呦！

 这是家里送来的饭，说我大病初愈，要好好补补身体，医生也说让我吃好一点。

不是的，医生的意思是要合理饮食。

 什么叫合理饮食？

饮食多样化，各种食材合理搭配就叫合理饮食。

听起来有点抽象，具体要怎么吃呢？

下面我为大家介绍神经自身免疫病的健康饮食及营养的搭配要求。

一、何为科学饮食

饮食是我们生活中不可缺少的部分，《中国居民平衡膳食指南（2022）》及《中国居民膳食指南科学研究报告（2021）》指出，人类需要的基本食物可分为谷薯类、蔬菜水果类、动物性食物、大豆坚果类和油脂类这五大类。这些食物包含人体所需的六大营养素，即水、蛋白质、碳水化合物、脂肪、维生素、矿物质。因此，科学合理的饮食是指食物的多样化，能够供给机体种类齐全、数量充足、比例合适的能量和各种营养素，并与机体的需要保持平衡，进而达到合理营养、促进健康、预防疾病的目的。

二、营养对于神经自身免疫病的重要性

营养是指人体消化、吸收、利用食物或营养物质的过程，也是人体从外界获取食物满足自身生理需要的过程，包括摄取、消化、吸收和体内利用等。由于神经自身免疫病患者的机体处于一种慢性的炎症消耗状态，且部分患者会因情绪低落导致进食减少，存在营养不良的风险。这些都会造成对身体的打击，再加上

临床治疗中长期较大剂量地使用激素和免疫抑制剂，这都容易加重营养不良，造成肌肉的衰减、生活质量的下降及并发症风险的增加。

那应该如何应对营养不足呢？我们可以通过合理的营养支持来提高身体的耐受度和自身免疫力来对抗疾病。饮食可影响患者肠道菌群、免疫状态和情绪状态等。虽然合理的饮食结构不能直接治愈疾病，但可加速康复或延缓病程进展。

三、神经自身免疫病患者常见不良饮食习惯和饮食误区

常见的不良饮食习惯是以高盐（腌制类）、高糖（碳水化合物、碳酸饮料）、高脂（甜品、油炸食物等）为特点的高热量西方饮食方式。该饮食方式使得机体合成代谢增加，肠道菌群紊乱，肠道免疫改变以致产生促炎、促氧化作用，导致疾病复发。

（一）高盐饮食

高盐饮食一般是指每日食盐摄入总量超过 5 g 的饮食方式。高盐饮食为高血压、心脏病、肾脏病及脑出血等疾病发病的危险因素，且其对免疫系统亦造成不良影响。研究表明，高盐环境对于刺激 T 细胞产生炎性反应有显著效应，引起炎症相关基因表达上调，而抗炎症相关基因表达下调，从而导致免疫系统功能障碍，并进一步引发相关慢性疾病。有研究证实，多发性硬化患者的临床患病程度与食盐的摄取量呈正相关，由此可见，高盐饮食对神经自身免疫病的发生、发展可产生负面影响。因此，每天摄盐量应该严格控制在 5 g 以内。建议使用限盐勺、限盐罐等工具控制盐分的摄入（图 71）。尽量减少味精、酱油、卤味、腌制、罐头类及其他重口味食物的摄入。

小 贴 士

如何做到日常饮食智慧控盐?

· 推荐每人每天食盐摄入量不超过 5 g。

· 提倡在家做饭,优选原味蒸煮烹饪方式,培养全家清淡口味和习惯。

· 小小盐勺用起来,家庭用盐要限量。

· 不要忽视各种调味品、咸菜、腌制食品中的隐形盐。

· 从小培养儿童清淡口味,少吃高盐零食。

· 在外就餐或点外卖时主动要求低盐口味和菜品,注意荤素搭配。

· 购买加工食品查看营养标签,选择低钠食品,少买腌制、酱制等高盐食品。

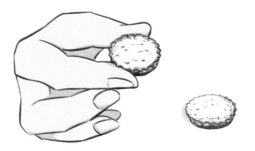

图 71　一啤酒瓶盖盐约为 5 g

(二) 高糖饮食

糖不仅能够给机体提供能量,还是构成组织和保护肝脏功能的重要物质。适量食用，对健康有益，但高糖饮食（指摄入含糖量较高的食物，主要包括食用糖和各种含糖量高的饮料、甜点）却成为自身免疫疾病和炎症发病机制中的重要导火线。许多国家和地区已经对高糖饮食"亮起红灯"。细胞和小鼠试验表明，炎症反应水平与血糖水平有密切关系，摄入过多的糖分会让身体细胞加速工作，高葡萄糖水平可促进 T 细胞中的线粒体活性氧（ROS）生成，使活性氧水平升高，从而激活转录生长因子 β（TGF-β），上调孤核受体 RORγt 表达，促进辅助性 T 细胞 17（Th17 细胞）生成，造成身体免疫系统进一步被破坏，增强身体炎症反应，使小鼠自身免疫性疾病恶化。此外，有研究人员对人类免疫系统中的单核细胞和小鼠巨噬细胞在高果糖环境中的代谢及功能反应进行了研究，结果发现，短期的高果糖饮食会促进人单核细胞和小鼠巨噬细胞内细胞因子增多，从而引起体内的炎症反应。暴露于高果糖环境可增加机体免疫系统中单核细胞的脆弱性，当面对外界应激和挑战时，更容易出现细菌感染或形成适合肿瘤生长的微环境。

因此，建议科学选择无糖、低糖食品。白开水是最好的饮品，尽量避免各种含糖饮料及甜点、蛋糕、冰激凌等高糖食物。要学会在购买包装食品时查看食物成分表。现在的食物基本不标注含糖量，但一般会标注碳水化合物的含量，碳水化合物一般是蔗糖、果糖、葡萄糖、麦芽糖等成分的总称，如果看到配料表中出现这些字眼，应当少吃。我们说的少吃高糖食物，绝对不是不吃碳水化合物，也不是不吃水果，而是要少吃各种添加糖。健康食物就是五谷杂粮、豆制品、新鲜蔬菜等，这些都是天然的低糖食物。

（三）高脂饮食

高脂饮食是指以高饱和脂肪酸、高糖、高红肉、低膳食纤维、低绿叶蔬菜为特征的高脂饮食模式，它与慢性炎症的形成密切相关。

在正常生理状况下，机体自由基的产生和清除保持动态平衡，维持在一个低的水平。而长期高脂饮食会造成大量羟自由基、超氧阴离子等氧自由基生成，氧化－抗氧化系统的平衡被打破，造成氧化应激。研究表明，高脂饮食小鼠的小肠脂质过氧化产物丙二醛和活性氧含量明显升高，抗氧化能力显著降低，反映自由基的过氧化反应加速，预示着机体内自由基的产生和清除的动态平衡被打破，进一步损伤肠壁，诱发炎症。同时，肠道微环境中氧化增强也可能导致肠道菌群的变化，而肠道菌群通过调节神经和免疫相关信号通路与神经系统进行双向通讯。肠道菌群及其代谢产物在神经递质的代谢中起着至关重要的作用，而神经递质是神经免疫的关键参与者。在神经炎症的背景下，血脑屏障通透性改变，可促进微生物组分通过这一屏障，以及外周免疫细胞侵袭脑实质。神经自身免疫病引起的大脑炎症会改变肠道菌群的组成，而肠道菌群失调进一步加剧神经免疫反应，从而加重大脑病理改变的严重程度，因此导致恶性循环。

那么该如何避免高脂肪饮食呢？

（1）避免摄入高胆固醇的食物，如像蛋黄、动物肝脏，以及肥肉和蟹黄等。

（2）尽量避免快餐食品，尤其是薯条、炸鸡、冰激凌、汉堡等高热量食品。

（3）改变烹饪方式，避免油炸，多采用蒸、煮等烹调方法。成人每天烹调用油控制在 25 ～ 30 g，烹饪时可采用有刻度的控油壶（图72）。

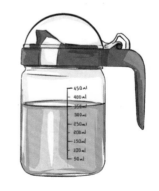

图 72　选用有刻度的控油壶限制食用油摄入

四、神经自身免疫病患者应该如何进行科学饮食和营养搭配

(一) 具体的饮食原则

均衡营养，粗细搭配，清淡易消化，低脂、高蛋白、富含维生素。

(二) 具体的营养搭配

营养素（nutrient）是指食物中具有特定生理作用，能维持机体生长、发育、活动、生殖及正常代谢所需的物质，其包括水、蛋白质、碳水化合物、脂肪、维生素、矿物质。这六大营养素是人体必需的，是良好的营养来源，甚至有些是人体不能合成的营养素，因此丰富多样的饮食至关重要。具体的营养搭配要求及内容如下：

（1）补充足够的水分。水是人体的必需成分，可以提高身体的代谢。建议每天摄入 1 500～2 000 mL 水。

（2）摄入适量的碳水化合物。我们通常吃的主食（如大米）和土豆、山药、红薯、芋头等淀粉含量丰富的食物是碳水化合物的主要来源。

（3）摄入适量脂肪。长期应用激素的患者容易出现高血脂、高血压，因此应尽量限制饱和脂肪酸和胆固醇的摄入，而不饱和脂肪酸（植物油、深海油中富含）摄入量则可适当提高。

（4）摄入丰富的优质蛋白质。优质蛋白质的来源有鸡蛋、奶制品、豆制品、鱼类等。

（5）摄入充足的维生素。维生素是维持人体健康所必需的物质，对维持人体正常生长发育、调节生理功能和提高身体免疫力至关重要。新鲜的蔬菜、水果中均富含维生素。此外，维生素 D 通过

自分泌或旁分泌的方式发挥免疫调节作用，降低患者的促炎性细胞因子水平，这表明维生素 D 可能通过神经免疫调节作用起到辅助治疗效果。建议患者可适当食用维生素 D 含量较高的食物（如鱼肝油、海鱼等），并配合适当的户外运动以提高免疫力，防止骨质疏松的发生。

（6）摄入适量的矿物质。矿物质（如钙、铁、锌、钾）是骨骼、牙齿和某些人体组织的重要成分，可从蔬菜、水果、豆制品、奶制品中获取。

参照中国居民平衡膳食宝塔 2022 （图 73）及我国的膳食文化，推荐每日食物的摄入量如表 21 所示。

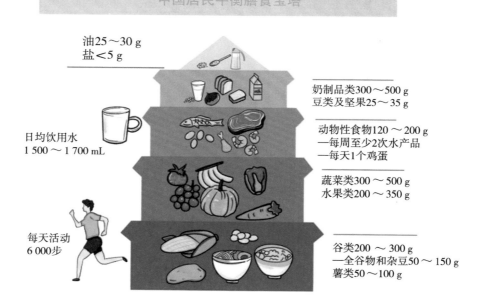

图 73　中国居民平衡膳食宝塔（2022）

表 21　推荐每日食物摄入量

食物分类	推荐每日摄入量
主食	≥150 g（身高 >150 cm 女性）
	≥250 g（身高 >160 cm 男性）
动物性食品/豆制品	≥150 g
蛋	1 个
奶	250 mL
蔬菜	250～500 g
水果	200 g

（三）健康的饮食模式

由于文化与地域差异，世界上有诸多饮食模式，如地中海饮食、得舒饮食、生酮饮食、素食饮食、西方饮食等，而现阶段，普遍认为地中海饮食是一种较为健康的饮食模式。下面将对该模式进行简要介绍。

地中海饮食泛指希腊、西班牙、法国和意大利南部等处于地中海沿岸的南欧各国的饮食习惯，通常被定义为：以橄榄油（含不饱和脂肪酸）为主要食用脂肪，大量摄入全谷物（糙米、全麦面包、小米等）、蔬菜、水果、豆类，适量摄食海鲜、鱼、禽肉、坚果，辅以适量乳及乳制品（主要是奶酪、脱脂乳）和红酒，以及摄入少量红肉的饮食模式。

饮食模式对健康的影响通常是由肠道菌群所介导的，地中海饮食因富含较多不饱和脂肪酸和膳食纤维而备受关注。地中海饮食的主要特色如下。

1. 不饱和脂肪酸

橄榄油是地中海饮食主要的食用脂肪来源，一般建议选用特级初榨橄榄油来烹调食物。橄榄油含较高比例的单不饱和脂肪酸，还存在较多的多酚类物质，对心血管疾病的预防和控制、神经退行性疾病的改善具有潜在作用。

鱼油和鱼肉中含丰富的多不饱和脂肪酸，其作用有以下方面：首先，多不饱和脂肪酸通过增加双歧杆菌的水平来影响脑肠轴，改善和调节肠道微环境，降低促炎性细胞因子的产生及抑制抗体分泌而发挥免疫调节作用。其次，机体肠道中益生菌的活性或丰度对体内一系列生化反应和代谢过程产生复杂的作用，最终可能通过脑肠轴、血脑屏障和内分泌系统等影响神经功能和精神状态，因此，增加食用鱼肉的次数，可通过对相关促炎性细胞因子的抑制而间接影响神经功能，以阻止机体往焦虑或抑郁的方向发展。最后，不饱和脂肪酸还可降低人体的低密度脂蛋白胆固醇，从而降低脑血管的发病风险。

2. 全谷物、蔬菜及水果

地中海饮食建议大量食用全谷物、蔬菜及水果，原因之一是燕麦片、面包、土豆等全谷物食物含有丰富膳食纤维；以及抗氧化剂，如维生素 C、维生素 E、类胡萝卜素及多酚类。当组织和细胞产生的自由基与机体抗氧化系统之间失去平衡，则会引起细胞损伤，而大量食用全谷物、蔬菜及水果，机体抗氧化能力增强，可防止细胞遭到破坏。此外，每日大量摄入蔬菜和水果不仅能减少总热量摄入，还可提供更多的微量营养素。推荐的水果（如蓝莓、草莓等）中含有丰富的多酚类化合物（如花青素、槲皮素等），具有较强的抗氧化能力。蔬菜则尽量选择颜色较深的种类，如菠菜、西洋菜、西兰花、茼蒿、胡萝卜、茄子、红苋菜、西红柿等。

3. 乳制品、坚果、红酒

每日食用适量的酸奶或奶酪也是地中海饮食的一大特点。这类食品中的钙能促进骨骼健康，同时能调节肠道菌群。坚果中的脂肪是健康脂肪，同时还富含植物蛋白质，每天可食用 1 小袋（约 30 g）坚果。每日饮用适量红酒（50～100 mL），可对血管系统起到保护作用，增加胰岛素敏感性等，达到控制代谢综合征的目的。

4. 烹饪方式

地中海饮食通常选用当季或是当地食材，保持了食物的新鲜度，营养成分会更高。而且地中海饮食基本上很少进行精细加工，不添加过多的添加剂，保持食材的原汁原味。食物深加工程度过高，会破坏食物原有的营养价值；过量、长久食用添加剂，将对健康产生负面影响。

所谓"一方水土养一方人"，地中海沿线国家的人的地中海饮食遵从当地饮食习惯来选择食物，并没有具体的食用量。虽然地中海饮食好处多，但并不是所有人都适合。地中海饮食的核心之一是食用橄榄油，这在我国全面推广并不现实。首先是价格昂贵，其次是口味差异。地中海饮食中偏植物性的食物较多，消化道功能欠佳（如胃溃疡）等人群难以吸收太多植物性食物，长期食用会导致营养不良。此外，对于肾功能不好的人群，在控制蛋白质摄入量的同时更强调优质蛋白质的摄入比例。对牙齿不好、咀嚼能力较差、脾胃消化功能弱的老人，可对地中海饮食进行改良。例如，将全谷类、坚果类的食物打磨成粉，或烹饪时煮得更加细软，这样有利于消化吸收。因此，我们应从自己国家的饮食习惯出发，取地中海饮食搭配的精华，选择适合自己的饮食方式，而非刻意地追求地中海饮食模式。

小 贴 士

我国地域辽阔，受经济发展和传统饮食文化影响，饮食模式差异很大。以浙江、上海、江苏等为代表的江南地区饮食可作为健康饮食模式的代表。该区域膳食以米类为主食，新鲜蔬菜及水果摄入量充足；动物性食物以禽类和鱼虾类为主，鱼虾类摄入量相对较高，禽类摄入量较低；烹饪清淡，少油、少盐，比较接近理想的膳食模式。

（李慧娟　廖海芬）

第八节　神经自身免疫病患者情绪管理技巧有哪些

小艺，我觉得生病之后总担心疾病会随时复发。因为看到有的病友病情严重甚至失去了自理能力，所以担心自己也会这样。

我在确诊后一段时间也是特别不开心，不想跟任何人交流，对什么都提不起兴趣，已经严重影响了我的日常生活。

那你是怎么应对这种情绪的呢？

我在复诊的时候和医生反馈了这种情况，然后医生教了我一些情绪管理的小技巧，自己也就慢慢接受了疾病带来的负面情绪。我可以把这些小技巧传授给你。

神经自身免疫病患者因受到疾病的慢性病程和复发的不确定性等诸多因素的共同影响，承受很大的精神压力和经济压力，有时会出现悲伤、焦虑、抑郁、痛苦等负面情绪（图74）。出现负面情绪时，可以用心理评估工具进行自我评价，然后选择合适的方式进行心理调适，并采取合适的途径进行宣泄，还可以向专业人员求助，把负面情绪驱除出去。

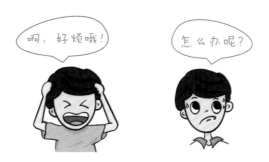

图74　神经自身免疫病患者可能存在的负面情绪

123

一、评估工具

临床评估方法包括访谈法、观察法和测量法。临床评估工具可将情绪状况量化，在临床上被广泛应用。通过心理自评量表进行评估，能早期发现自己的情绪状况，并及时就医。常见的情绪自我评估工具包括焦虑自评量表（SAS）与抑郁自评量表（SDS）。

焦虑自评量表（SAS，表22）是由20个条目组成的自评量表，用于评估过去1周主观感受出现的频率和程度。其中第5、9、13、17、19项为反向计分条目。以自评方式填写，可由被试者自行填写，也可由他人逐条念给被试者，根据其回答代为填写。评定完成后，将20项得分相加，即为评定粗分，乘以1.25，取其整数部分即为标准总分。标准总分超过50分表示存在焦虑。

表22　焦虑自评量表（SAS）

指导语：下面有20条描述，请仔细阅读每一条，把意思弄明白。然后根据您最近1周的实际情况，在每条后面适当的选项数字上打"√"。

项目	没有或很少时间	少部分时间	相当多时间	绝大部分或全部时间
1. 我觉得比平常容易紧张或着急	1	2	3	4
2. 我无缘无故感到害怕	1	2	3	4
3. 我容易心里烦乱或觉得惊恐	1	2	3	4
4. 我觉得我可能要发疯	1	2	3	4
5. 我觉得一切都很好，也不会发生什么不幸	1	2	3	4
6. 我手脚发抖打颤	1	2	3	4

续表 22

项目	没有或很少时间	少部分时间	相当多时间	绝大部分或全部时间
7. 我因为头痛、颈痛和背痛而苦恼	1	2	3	4
8. 我感觉容易衰弱和疲乏	1	2	3	4
9. 我觉得心平气和，并容易安静坐着	1	2	3	4
10. 我觉得心跳得很快	1	2	3	4
11. 我因为一阵阵头晕而苦恼	1	2	3	4
12. 我有头晕发作，或觉得要晕倒似的	1	2	3	4
13. 我吸气呼气都感到很容易	1	2	3	4
14. 我的手脚麻木和刺痛	1	2	3	4
15. 我因为胃痛和消化不良而苦恼	1	2	3	4
16. 我常常要小便	1	2	3	4
17. 我的手脚常常是干燥、温暖的	1	2	3	4
18. 我脸红发热	1	2	3	4
19. 我容易入睡，并整晚睡得很好	1	2	3	4
20. 我做噩梦	1	2	3	4
总分				

抑郁自评量表（SDS，表23）共20个条目，测评患者最近1周内出现各种症状的频率及程度，其中，第2、5、6、11、12、14、16、17、18、20项为反向计分条目。以自评方式填写，可由被试者自行填写，也可由他人逐条念给被试者，根据其回答代为填写。评定完成后，将20项得分相加，即为评定粗分；粗分乘以1.25，取其整数部分即为标准总分；粗分除以80，为抑郁严重度指数。抑郁自评量表标准总分超过50分为有抑郁症状；严重度指数大于等于0.5为有抑郁症状。

表 23　抑郁自评量表（SDS）

指导语：下面有 20 条描述，请仔细阅读每一条，把意思弄明白。然后根据您最近 1 周的实际情况，在每条后面适当的选项数字上打"√"。

项目	从无	有时	经常	持续
1. 我觉得闷闷不乐，情绪低沉	1	2	3	4
2. 我觉得一天之中早晨最好	1	2	3	4
3. 我会一阵阵哭出来或觉得想哭	1	2	3	4
4. 我晚上睡眠不好	1	2	3	4
5. 我吃得跟平常一样多	1	2	3	4
6. 我与异性密切接触时和以往一样感到愉快	1	2	3	4
7. 我发觉我的体重在下降	1	2	3	4
8. 我有便秘的苦恼	1	2	3	4
9. 我的心跳比平时快	1	2	3	4
10. 我无缘无故地感到疲乏	1	2	3	4
11. 我的头脑与平常一样清楚	1	2	3	4
12. 我觉得经常做的事情并没有困难	1	2	3	4
13. 我觉得不安而平静不下来	1	2	3	4
14. 我对将来抱有希望	1	2	3	4
15. 我比平常容易生气激动	1	2	3	4
16. 我觉得做出决定是容易的	1	2	3	4
17. 我觉得自己是个有用的人，有人需要我	1	2	3	4
18. 我的生活过得很有意思	1	2	3	4
19. 我认为我死了别人会生活得好些	1	2	3	4
20. 平常感兴趣的事我仍然感兴趣	1	2	3	4
总分				

二、常用情绪调节方法

（一）正确认识情绪

要正确识别负性情绪和正性情绪，了解情绪的波动规律。正确看待负性情绪，学会以理性的思维方式自我分析情绪，出现负性情绪有时仅仅是因为不了解事物的真相。

（二）呼吸调节放松法

呼吸调节放松法是一种通过呼吸调节缓解紧张情绪的方法。具体方法为：缓慢吸气，吸入空气后稍停顿；然后，自然而然地呼气，慢慢地把肺里的空气呼出来。这时，肩膀、胸，直至膈肌等都感到轻松舒适。在呼气时可以想象着将紧张徐徐地驱除出来，注意放松的节拍和速度。可以在任何时候进行呼吸调节（图75）。

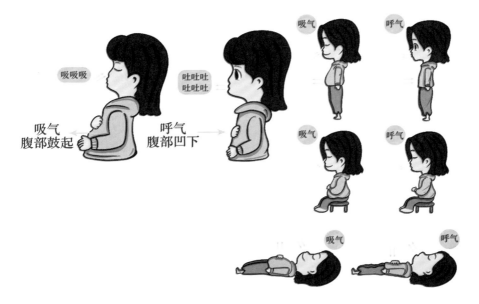

图75　不同姿势下的呼吸调节放松法

（三）转移注意力

当负性情绪发生时，可以观看一些积极向上、风趣幽默的电视节目或电影，避免将所有的注意力集中于疾病方面，以缓解心情郁闷、保持心情愉悦。

（四）音乐调节法

音乐声波的频率和声压会引起生理的反应。音乐的频率、节奏和有规律的声波振动是一种物理能量，适度的物理能量会引起人体组织细胞发生和谐共振现象，能使颅腔、胸腔或某一组织产生共振。这种声波引起的共振现象，会直接影响人的脑电波、呼吸节奏等。倾听节奏明快或轻柔的音乐能让人放松，舒缓不良情绪。

（五）情绪宣泄法

将负性情绪通过合适的途径宣泄出来，可使情绪恢复平静、恢复心理机能、医治心理创伤、解除内心障碍。可以找亲朋好友倾诉自己的痛苦和不幸，甚至痛哭一场，或向密友诉说心里的不满情绪，也可以通过运动的方式宣泄负性情绪。

（六）学会寻求支持

跟家人、朋友、医生建立良好的关系，积极参加医院、社会组织的病友会，与有共同经历的病友多交流病情和症状，听听其他人的意见和看法。当自己需要帮忙时，积极向合适的对象发出信号，以获得支持。这样能建立积极向上的社会关系，从而保持心情愉悦。

情绪调节的方法如图 76 所示。

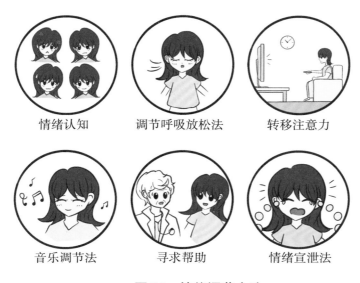

情绪认知　　　调节呼吸放松法　　　转移注意力

音乐调节法　　　寻求帮助　　　情绪宣泄法

图 76　情绪调节方法

（沈利平）

第四章　神经自身免疫病特殊人群管理要点

> **小　贴　士**
>
> "神经自身免疫病女性患者在育龄期可以怀孕吗?" 患有神经自身免疫病的育龄期女性,在疾病得到有效控制的情况下是可以正常做母亲的。有生育要求的患者,在治疗开始时应该和医生沟通,请医生尽量选择对生育功能影响小的药物,并且在病情稳定后再考虑怀孕。
>
> 在备孕、妊娠和产后等特殊时期,一定要根据医生的建议改用适合服用的药物,切忌擅自停药而造成疾病控制不佳。

一、备孕期间应做哪些准备

孕育一个健康的宝宝是每个准妈妈、准爸爸的心愿,对于神经自身免疫病的患者来说,妊娠前的准备工作至关重要,要在备孕期间尽量做好充足的准备。急性期的患者应积极配合检查和治疗，等病情稳定后再在医生的指导下备孕，这样可以大大降低孕期发生各种意外的风险。

（一）咨询专科医生，定期复查

备孕时要咨询专科医生（包括神经科医生和产科医生），并定期复查。不可自行中断免疫抑制剂的使用，不可突然停药。请向医生咨询具体药物的停药方案，并在医生指导下备孕。备孕期间要控制好疾病，选择安全、有效、足量的免疫抑制治疗，其可最大限度降低妊娠相关的复发风险。

（二）调整生活方式

（1）饮食均衡。注意营养均衡，多吃高钙食物（如牛奶、豆制品、海产品）及绿色蔬菜，避免高糖、辛辣、油腻及腌制食品。男性可服用优质蛋白以提高精子的质量。

（2）规律作息。早睡早起，建议每晚最好10点以前睡觉，最晚不超过12点。保证每天8小时的睡眠，中午最好能进行半小时的午休。

（3）备孕期间要戒烟戒酒，减少摄入咖啡、浓茶等刺激性饮品。

（4）遵医嘱每日补充叶酸0.4～0.8 mg。

（三）做好孕前检查

女性孕前检查最好在月经干净后3～7天；男性孕前检查前3天不要抽烟喝酒，不要吃油腻、含糖量高的食物。

（四）注意维生素D的补充

维生素D有助于增强人体的免疫功能，从而帮助患者更好地控制病情。如果体内维生素 D 水平低则会增加复发风险、加速残疾进展。因此，女性备孕期间要在医生指导下补充维生素 D。

（五）保持乐观稳定的情绪状态

神经自身免疫病患者备孕期间的注意事项如图 77 所示。

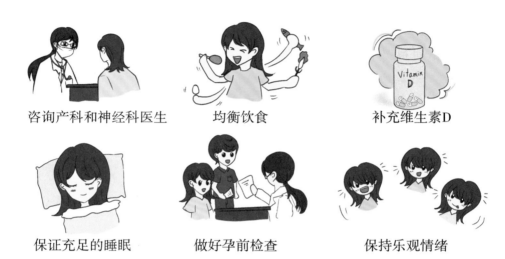

咨询产科和神经科医生　　　　均衡饮食　　　　　　补充维生素D

保证充足的睡眠　　　　做好孕前检查　　　　保持乐观情绪

图 77　神经自身免疫病患者备孕期间注意事项

二、妊娠期的自我健康管理

神经自身免疫病患者妊娠期的自我健康管理要点如下。

（1）规律产检，并将患病情况及时告知产科医生，以便医生做出准确诊断。

（2）遵循《孕前和孕期保健指南（2018）》的建议，其特别强调不能吸烟、定时进行盆底肌训练、服用推荐的营养补充剂。

（3）尽管有些症状在妊娠期会有所改善，但也有些症状可能会加重，如疲劳、平衡和排泄问题。妊娠期发生尿道感染的可能性会增加，感染又会使症状加重。如果出现症状波动，应及时与医生联系。

（4）发现怀孕时不能擅自停药，应及时就医，并在医生的指导下采取适当的治疗方式。

（5）神经自身免疫病患者在妊娠期由于活动减少、孕激素对胃肠道平滑肌的抑制作用导致肠蠕动减弱，加之妊娠中后期子宫对直肠的压迫，容易发生便秘。本身有排便障碍的患者其症状可能会加重，因此应养成定时排便的习惯，并多吃蔬菜、粗粮、水果，多饮水。

（6）妊娠期可以进行 MRI 检查，但应尽可能避免使用钆造影剂（即核磁共振增强扫描检查）。

（7）放松心态，均衡饮食，适当运动。

妊娠期患者的自我健康管理如图 78 所示。

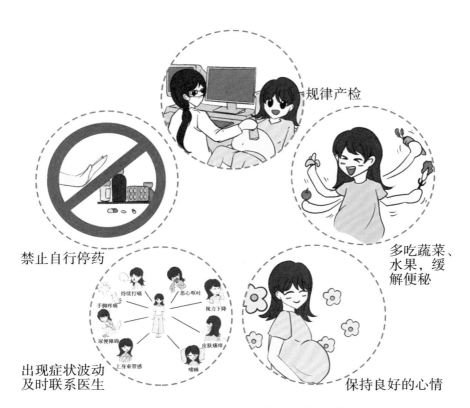

图78 **妊娠期患者的自我健康管理内容**

三、妊娠期复发的应对

一旦神经自身免疫病患者妊娠期出现复发，应及时就诊，并遵医嘱进行治疗。

四、围产期的自我健康管理

（1）如果女性患者出现骨盆和/或腿部的痉挛或严重无力时，应在妊娠初期转诊至物理治疗师，物理治疗师会和患者及其医疗团队合作，优化分娩过程。

（2）有感觉障碍的女性患者可能无法感知分娩的启动（宫缩），可以寻找提示分娩启动的其他征象，如痉挛加重、胃肠不适、见红和背痛等（图79）。

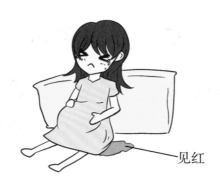

见红

图79　分娩启动征象

（3）分娩时，在医生建议下可使用药物来控制分娩期间的痉挛。

（4）围产期孕妇可能会产生悲伤、易怒、焦虑、担忧等负性情绪，也可能出现食欲减退、疲乏、睡眠障碍、对周围事物失去兴趣、缺乏价值感等情况。若出现这些症状，可以：①尝试向家人和朋友倾诉，寻求关怀和帮助；②及时跟医生反应。情绪障碍和神经自身免疫病的其他症状一样，都需要得到充分的重视和治疗。

五、哺乳期的注意事项

母乳喂养有利于母婴健康，患有神经自身免疫病的产妇是可以进行母乳喂养的，但须注意以下事项。

（1）进行母乳喂养的患者，不能私自停药（图80）。用药应咨询专科医生，选择安全的药物；正确掌握母乳喂养知识，非必要不停止母乳喂养。

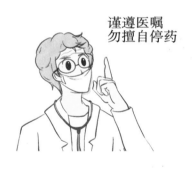

图 80　禁止擅自停药

（2）哺乳期应继续服用维生素 D，并根据《中国婴儿喂养指南（2022）》或遵医嘱补充婴儿维生素 D。

（3）合理饮食、规律作息，保证充足的睡眠。

（4）避免感冒、发烧、感染、疲劳等可能导致复发的因素。

（5）在医生指导下定期复诊。

（刘萍）

第二节　神经自身免疫病青少年患者的注意事项有哪些

　　神经自身免疫病通常被认为是一种成人疾病，但儿童和青少年也可能发病，其发病年龄特点见图81。本节将解答神经自身免疫病青少年患者的常见疑问，并介绍相关注意事项。

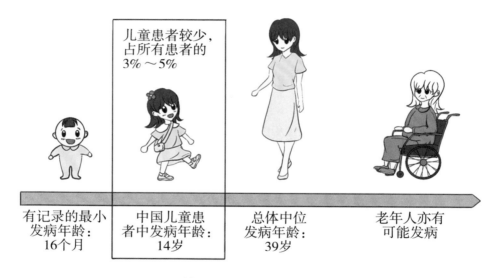

　　儿童患者较少，占所有患者的3%～5%

有记录的最小发病年龄：16个月　　中国儿童患者中发病年龄：14岁　　总体中位发病年龄：39岁　　老年人亦有可能发病

图81　神经自身免疫病发病年龄特点

一、神经自身免疫病青少年患者如何平衡学习与疾病

　　患有神经自身免疫病的青少年由于疲劳症状、复发及看诊要求等，可能跟不上学校的课程，甚至无法上学。如果受到疲劳或其他症状的影响，青少年患者不能在学校集中注意力或做一些积极的事情，可与校方商量做出调整，选择一天中最舒适、效率最

高的时间学习最有趣、最吸引人的课程，从而提高学习效率（图82）。

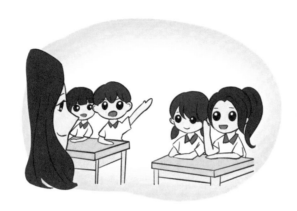

图82　选择有趣的、吸引人的课程

二、神经自身免疫病青少年患者如何对待疾病

当神经自身免疫病患儿步入青少年后，他们需要了解更多关于疾病的信息和细节，有"自己可以控制疾病"的信念是非常重要的。青少年在确诊为神经自身免疫病后，可能很难将典型的青春期叛逆与患病的反应区分开来。父母可以与孩子谈论可能引起忧虑或担忧的事情，耐心倾听，并警惕出现抑郁或认知问题（记忆力或注意力广度问题）的迹象。另外，青少年可以求助信任的老师，或其他亲近、尊敬的人。

青少年患者可能存在一定的病耻感，感到内疚，怀疑自己做错了什么才会患上此病或自我感觉异于他人。这种情况并不罕见，他们需要一些时间来接受。青少年患者可能会否认患病，尤其在病情缓解的情况下，但如果出现新的症状或疾病恶化，悲伤、愤怒或恐惧的情绪可能会重现。青少年患者适应患病的生活需要时间，而且这是一个持续的、终生的过程，父母的积极态度可以帮助孩子很好地控制病情。

三、神经自身免疫病青少年患者可以驾驶吗

神经自身免疫病青少年患者可能出现疲劳，脚部和手部的感觉障碍，视力、注意力症状，因此，安全是青少年患者驾驶中首要关注的问题。父母及患者可以与医生进行交流，提供患者特殊症状的信息并咨询是否存在相关安全问题。如果医生批准患者可以进行驾驶，父母最好联系当地驾驶员及康复专家进行驾驶评估，包括对设备的需求或车辆改装等方面的建议。

四、神经自身免疫病青少年患者可以饮酒吗

一些治疗药物可与酒精相互作用，导致潜在危险和副作用（图83）。父母一定要让青少年患者了解酒精与药物同时使用的风险，杜绝服药期间饮酒。此外，可以向医生咨询了解有关药物的信息。

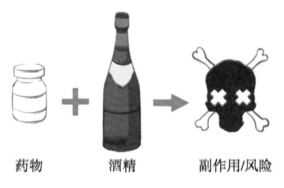

药物　　　　酒精　　　　副作用/风险

图83　避免服药的同时饮酒

五、家庭在神经自身免疫病青少年患者应对疾病中起多大的作用

疲劳、虚弱、膀胱问题和认知改变等症状可能会影响青少年患者参与正常活动的能力。青少年患者也可能表现出一系列异常行为和情绪，如攻击、抑郁和焦虑，影响沟通、人际关系和日常互动，不利于心理健康及成长。家庭的支持和正确的引导对青少年患者正确认识和对待疾病尤为重要。

家庭成员作为青少年最亲密的陪伴者，可以通过了解疾病相关知识、疾病管理技巧、青少年心理特征，给予其正向的引导和支持，促进青少年患者正确看待、积极应对疾病（图84）。

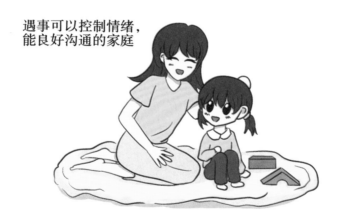

图84　与家人保持良好的沟通

六、神经自身免疫病青少年患者父母同样需要关注

患有慢性病孩子的父母可能经常为孩子失去健康而悲伤，因此父母的心理状态同样需要受到关注。神经自身免疫病青少年患者的父母，除了需要引导孩子正确应对疾病，也要关注自身的状

态，学会自我调节，从伴侣、朋友或家人那里获取支持及安慰。以下几点可能有所帮助：

（1）尽量保持与家人、朋友和医护人员之间的沟通畅通。

（2）遇到困难时，可与有类似情况的其他父母进行沟通，交流经验。

（3）父母一定要保证自身的休息。

（4）学会自我调节情绪，避免过度担心、焦虑。

（李春兰）